わずか数分で
心が整う
12の瞑想

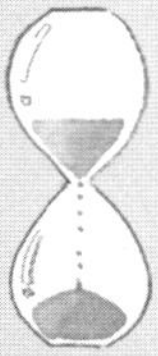

阿部敏郎
TOSHIRO ABE

興陽館

あなたはどうですか?

なんだか、毎日疲れていませんか?

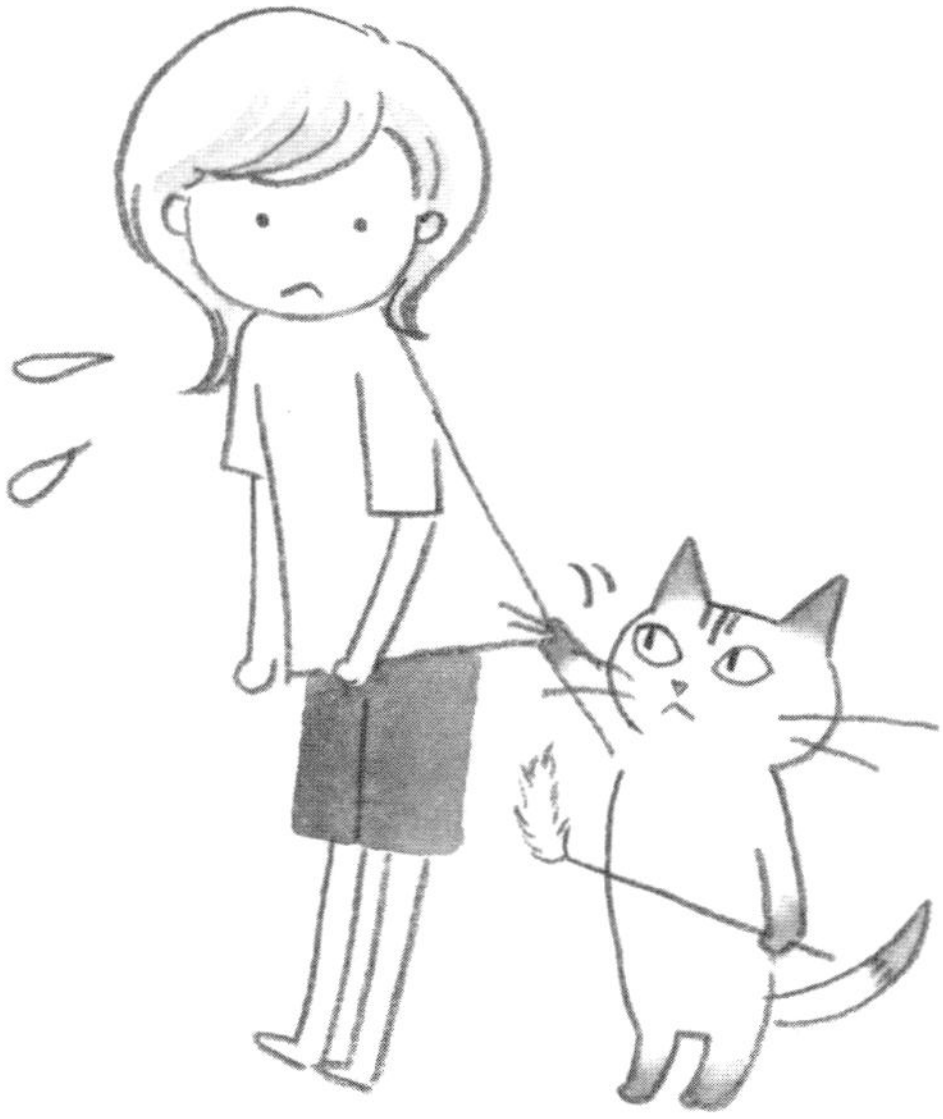

あなたは、いろんなことに
頭と心を使いすぎてるんですよ。

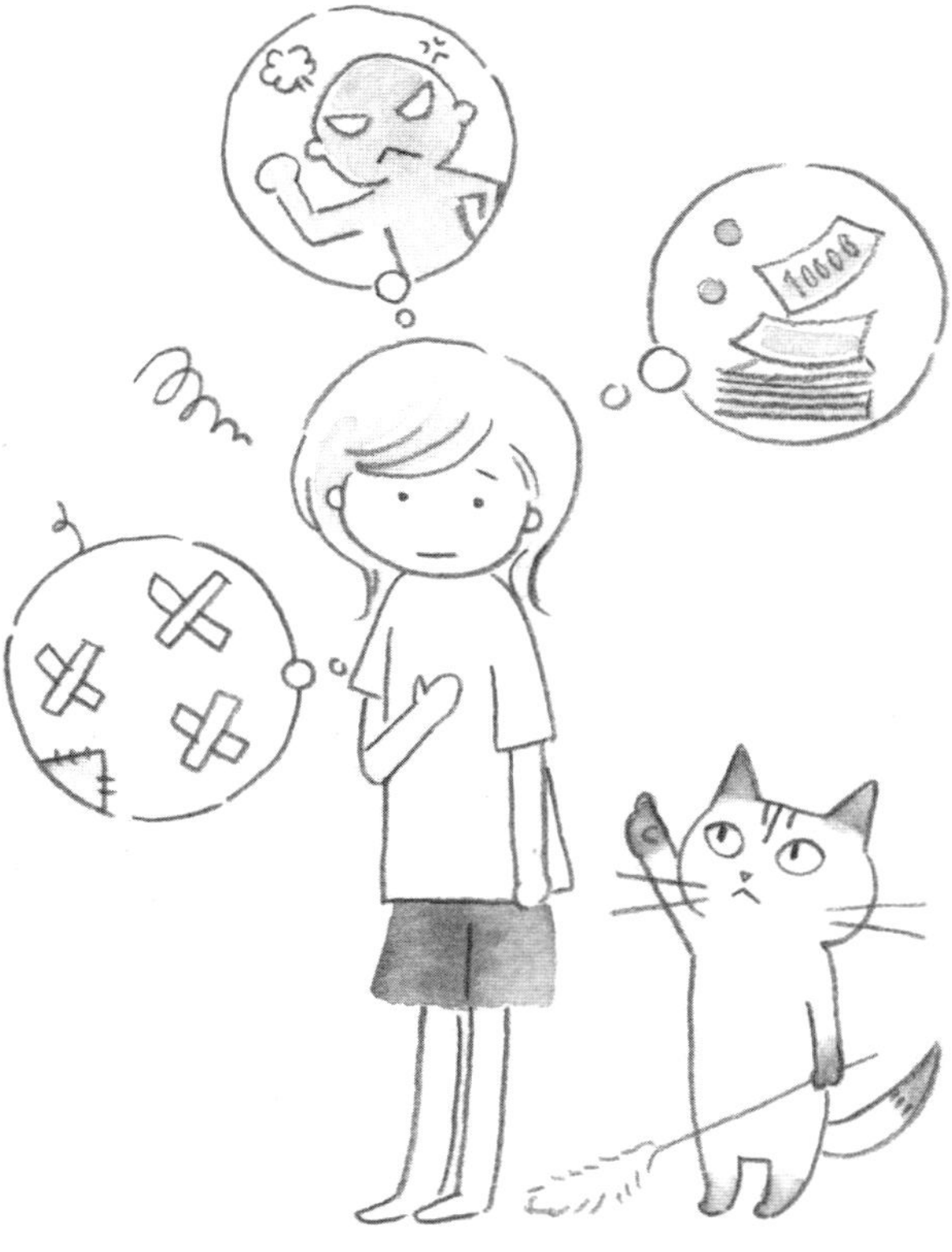
10000

頭をからっぽにしてみます。
心をからっぽにしてみます。

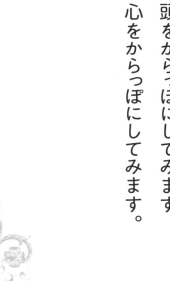

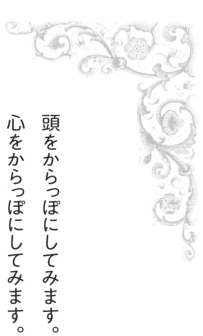

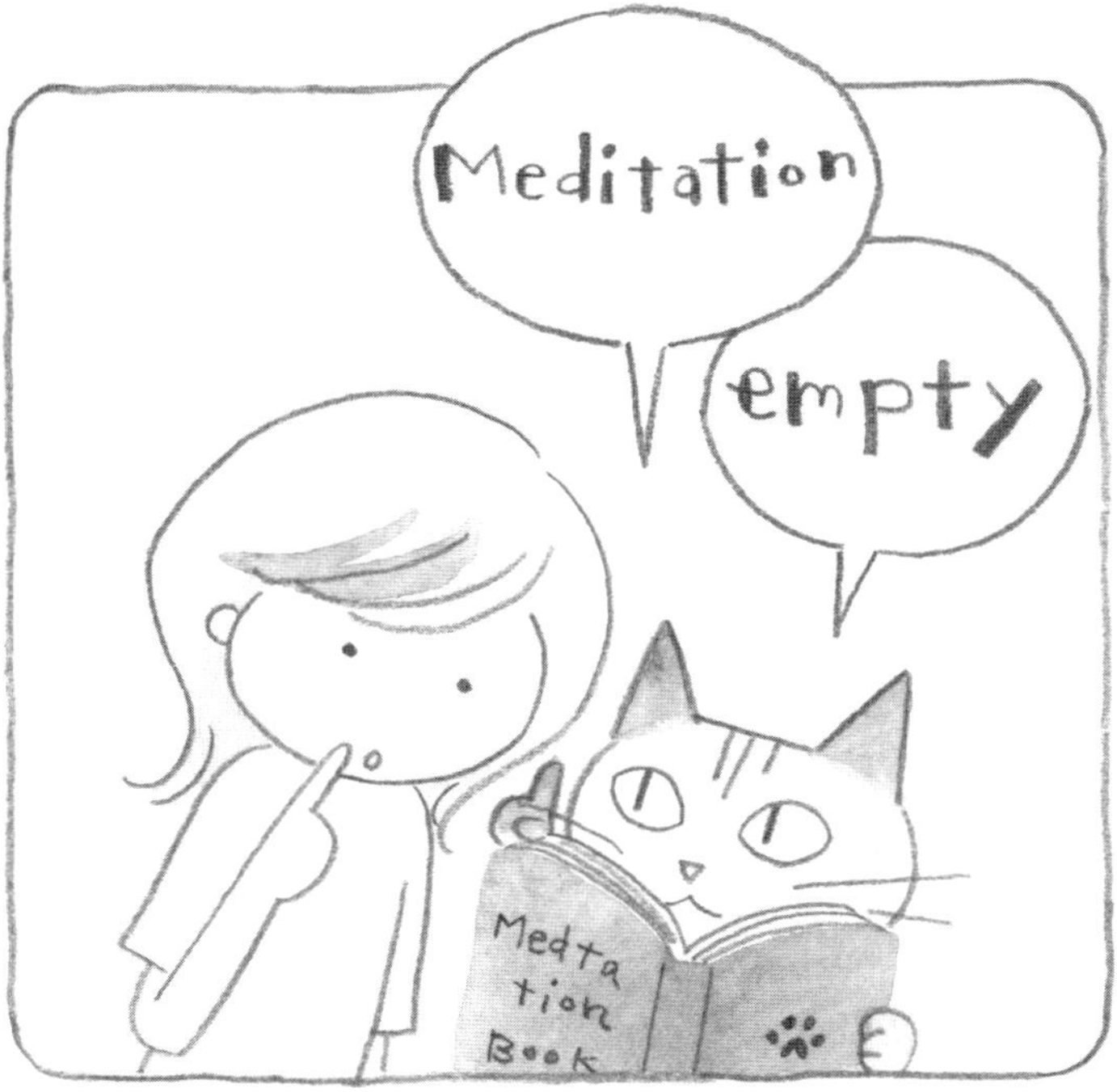
Meditation
empty
Medta tion Book

この本のなかの12の瞑想は
それぞれわずかな時間でできますが
とてもリフレッシュできるものばかり。

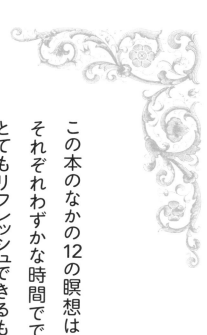

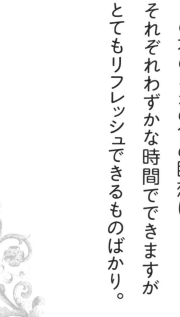

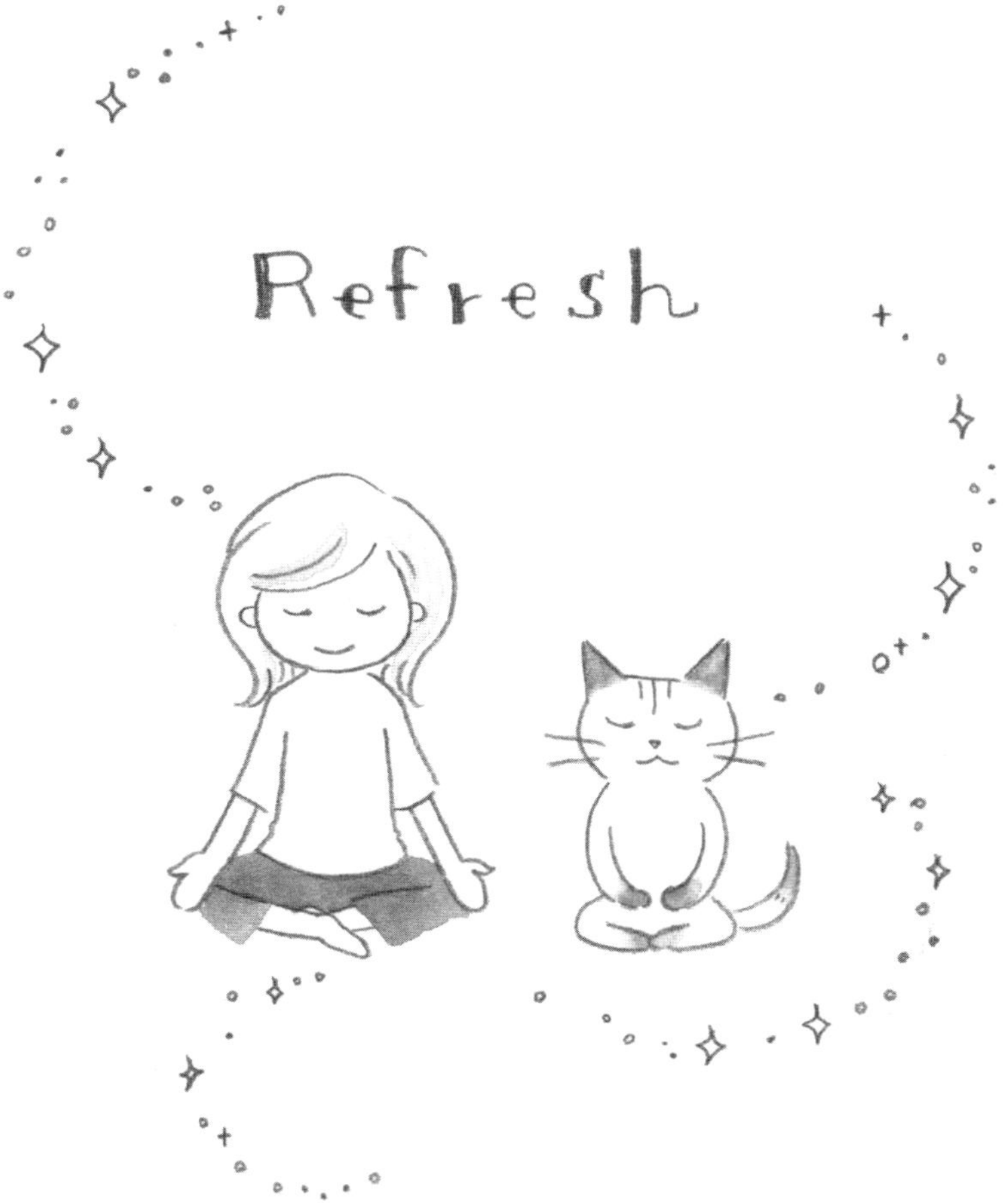
Refresh

ひとつでも
いくつでも
気がむいたら
やってみてください。

そうすれば、ストレスも不安も消えていきます。
あなたの心は整っていきます。

◎はじめに

いつでも、どこでも心のストレスは自分で消せます！

なぜか、あなたは毎日疲れていませんか？

僕たち人間は、人間関係や、仕事のあれこれなど、とても複雑な問題に対応しています。

それ以外にも、終わってしまったこと、この先のことなど、いまだけではない様々な事柄が頭の中を占めています。

さらには、体調を気にしたり、月末の支払いや預金残高など、心が休まるときはありません。

ただ寝る時だけが唯一の休息で、またすぐに朝がきて、同じような一日が始まっていきます。

あなたもそうではありませんか。

そうです。

実はあなたも僕も、朝起きてから夜眠るまで、ずっと頭の中で考え事をしているのです。

ずっと考えているので、考えているという自覚もありません。

やがてそれがストレスになり、無意識に体のどこかを緊張させ、そこから疾患が生じ、病気になることもあります。

病は気からというのはその通りで、多くの病気は精神的ストレスが原因になっていることは、周知の事実です。

もちろんそこから逃れるために、あなたは何もしていないわけではありません。

お酒を飲んだり、レクリエーションに興じたり、何かしら気がまぎれることもしてはいます。

しかしたいていはその場限りで、またすぐに元の状態に戻ってしまうものです。

実はもっと身近に、お金もかからず、あなたの根本的な問題を解決できる方法があります。

簡単で、誰にでもできて、そしてとても気持ちがいい道です。

それが瞑想です。

僕はこれまでに、のべ数万人の人たちに瞑想指導をしてきました。

その驚くべき効果を目の当たりにしてきました。

一日のほんのわずかな時間、頭と心を休めることによる奇跡を見てきたのです。

瞑想という言葉を聞いただけで、なんだか大変そうな気がしたり、自分とは関係ないと思ってしまう人もいますが、実は誰にとっても身近で、すでに慣れ親しんだ状態でもあるのです。

たとえば、お風呂に入ってホッとした瞬間。

きれいな夕焼け空を見て、言葉が消えた瞬間。

そんなときはほんの束の間ではありますが、僕たちは知らずに瞑想を経験しています。

それはとても心が満たされた状態であり、至福とも呼べる時間です。

それと同じ状態を意図的に作り出そうというのが瞑想です。

最初は雑念想念にまみれて、瞑想しているというよりは、妄想しているような感覚に思えることでしょう。

でもほんの少しコツを掴むだけで、簡単に素晴らしい瞑想状態に入ることが可能です。

この本はそのための教科書です。

世界中の成功者が、瞑想を毎日に取り入れて成果を出しています。

イチロー、スティーブ・ジョブス、ビル・ゲイツも瞑想を毎日の生活の中に取り入れているのは有名な話です。

マドンナやポール・マッカートニーやリチャード・ギアもそのようです。

彼らも瞑想のすごい効果を体感しているのでしょう。

僕は、この本の中で、ただありきたりの瞑想ではなく、生活の中で短時間で効果が出る「12の瞑想法」を紹介しています。

ひとつひとつが、「わずか数分」でできるものばかり。

「ひとつ」だけでもいい。

このうちの「いくつか」を試してみるだけで、心がスッとラクになったりします。
あなたの一日のほんの少しの時間を使って、身も心もリフレッシュさせてみませんか。

きっと毎日の生活や仕事の精度が上がってくるはずです。
あなたは、たちまち心も体もラクになり、ストレスも消えて、人生が好転することを実感できるでしょう。

それは、確実です。

さあ、はじめてみましょう。

CONTENTS

PART 3 瞑想でお金も人も魅力も引き寄せる！ 85

カバー・本文イラスト：いのうえむつみ

PART 1

頭と心をからっぽにすれば、すべて解決する!

わずか15分で頭の中が不思議議とスッキリしていく！

★まずは僕が瞑想に出会った話からします

僕が最初に瞑想らしきことをしたのは中学3年のときです。

その前年まで、まったく勉強らしい勉強をしたことがなかった僕を見かねた母が、「お願いだから少しは勉強してよ。お願いだから頑張って」って泣いて頼むのです。母はどんなに辛くても僕に涙を見せたことはなかったので、これは余程のことなんだろうと思い、その日から猛勉強を始めました。

けっこう単純な子供ではありました。

母が泣くくらいですから、それまでの僕はまったく勉強らしいことをやってきていませんでした。

したがって中1に遡って最初からやり直しです。

その日から平均睡眠時間は3時間。

何かにとりつかれたみたいな日々が始まりました。

それでも夜中の12時を過ぎるとさすがに眠い。

鉛筆の芯で腕をチクチク刺しながら、眠気を覚ましてまた勉強です。

それがピークに達したある日、なんの知識もなかったのに急にアグラ座りをして目を閉じました。

このまま寝てしまってもいいと思ったのですが、すぐに頭の中がスッきりしていくのに気づきました。

わずか15分くらいのことだったのに、終えてみるとアラ不思議。

眠気も収まって、気も充実しています。

それでまた勉強机に向かうと、それまでとは打って変わって、スイスイ勉強がはかどります。

それからはちょくちょくそのようにして、頭の中をクリアにすることを覚えていきました。

結果は夢のような志望校にすんなりと合格。

頑張ればなんでもできるという自信は、それからの人生での宝物になりました。

瞑想による不思議な効果は、それからずっと先の人生にも大きな役割を果たすことになります。

★瞑想で心の中のガラクタを整理していく

その後、進学したはいいけれど、そもそも勉強なんてハナから好きじゃない。

すぐにドロップアウトして単身上京することになります。

母には悪かったけれど、芸能人になろうって思ったんです。

音楽だけは好きだったし、なんとなくなれそうな気がして。

で、運の良さも手伝って、分不相応な華やかな世界を楽しませてもらいました。

20代の頃はイケイケだったから、自分を振り返ることもなく、けっこう面白おかしく生きていました。

ところが、そんな調子の良さも30歳を迎えるころから陰りが見え始め、急に将来が不安になったりして、気分はどん底に落ち込んで行きました。

そのおかげで初めて人生を振り返ることになります。

人間は上手くいっているときは意識が外に向いたままですが、上手くいかなくなると自分の内面を見つめるチャンスがやってきます。

僕の場合は、29歳にして、初めて自分と向き合うという経験をしました。

そうしたら急に、「自分は誰なんだろう」って。

社会の中で自分を演じてきてはいるけれど、それを演じている自分は何者なんだろうって。

なんのために生きているのか、人生はどこに向かっているのか、そんなことを初めて考え始めました。

そのうち自分の選んだ道が失敗だった気がしてきて、だからといってほかに何もできないし……。

すっかり思考は袋小路です。

お酒を飲んでも次の日が辛くなるだけで、なんの解決にもなりません。

将来に対する確証も見つかりません。

そのうち普通に息をしていても苦しくなってきて、現実から逃れるようにして始めたのがまたしても瞑想でした。

ただ静かに座っただけで気分が晴れていったあの高校受験のころを思い出して、また取り組みが始まっていったのです。

ただ座って目を閉じるだけという完全な自己流。

それでも心の中のガラクタが、少しずつ整理されていくのがわかりました。

★──ゆっくりとした呼吸を心がける

誰に教わったわけではないのに、ゆっくりとした呼吸を心がけ、呼吸が落ち着いてくると心も落ち着いてくることがわかってきました。

心と呼吸は表裏一体で、怒っているときは荒々しい呼吸になり、心穏やかなときは静かな呼吸になっています。

心をダイレクトにコントロールすることは難しくても、**呼吸をコントロールすること**は可能です。

そうやって呼吸に働きかけることで、わずかばかりの安心感を得ることができました。

★本当の自分に気づいた瞬間から人生は変わる

そんなある日、友人から貸してもらった本を読んでいたとき、それまで自分だと思っていた存在が、根こそぎ消えてしまうという体験をしました。

かいつまんで言うと、完全に見下していた友人が、自分の知らない知識を使って社会で成功している事実を認めたとき、それまでなんの根拠もなく人を見下していた自分に気づき、その瞬間自分を形成していた土台が壊れてしまったのです。

芸能界というところは自分が特別な存在であることを感じるには事欠かない世界でしたので、いつの間にか自分もスッかり特別意識の塊になっていたのですが、そんな自己イメージが崩れ去ってしまった感じです。

それは決して辛い体験ではなく、それどころか人生で初めて味わう解放感でした。なんだ、いままで自分だと思って後生大事に抱えていたのは、これまでの記憶をもとにして作り出していた架空の人物だったんだと思いました。

その人物にしがみつきながら、なんとかそのイメージを保とうとしてきたことが、どんなに大変なことだったのかもわかりました。

もともと備わっている自然な自分は、なんの努力もなくただあるがままにありますが、作り出していた偽の自分は努力なしには維持できなかったのです。

自然なものはただあるのですが、人為的なものは維持する努力が必要だということです。

実際にはないものに、どれだけ多くのエネルギーを費やしてきたことか。

そのイメージとプライドを守るために、どれだけ見せかけの人生を送ってきたことか。

そんなことを一度に気づいた瞬間でした。

★ストレスを緩める瞑想、紹介します

僕にとってはあまりにも大きな経験だったようで、その翌日、所属事務所に出かけて行き、その日限りでの引退を願い出ました。

当時その事務所は飛ぶ鳥を落とす勢いで、有名歌手をたくさん抱え、莫大な利益を上げていたこともあったのでしょうが、僕の話を聞いた社長は、引退した僕にその後半年以上にわたり給料を振り込んでくれました。

そのお金を小出しに使いながら、しばらくの間、僕は瞑想生活に没頭することができました。

そんな経験があってからの瞑想は少し形を変えていました。

いったい何者だろうと探していた自分が実は誰でもなかったことに気づいた経験を、さらに定着させるための瞑想になっていました。

ストレスを緩和する方法としても、とてもいい瞑想法だったと思いますし、効果も高く、いまでも多くのみなさんに紹介しています。

まずは最初の瞑想としてご紹介しましょう。

PART 1
頭と心をからっぽにすれば、すべて解決する!

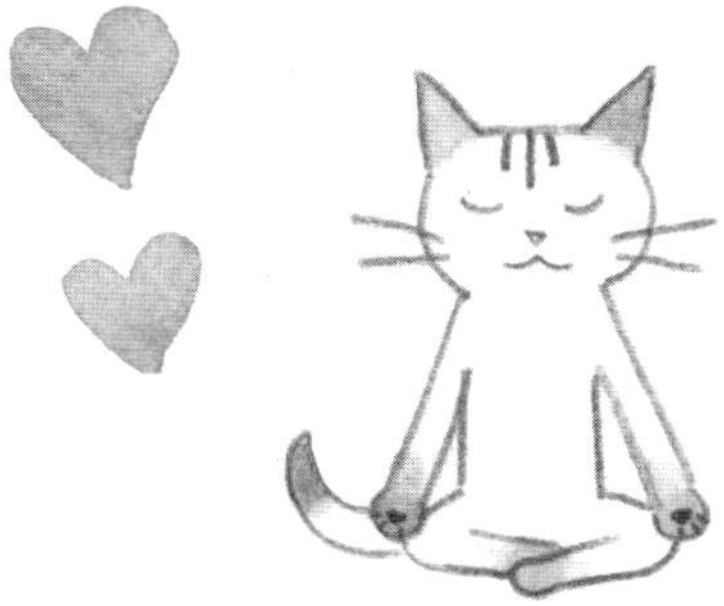

心を整える12の瞑想

その

1

「ストレスを消す瞑想」

【こんな瞑想です！】

心地よい呼吸をしながら
人生の重荷とストレスを
すべて降ろしていきます。

多くの人が瞑想を難しく考えてしまうのは、瞑想中は思考を止めなければならないと思っているからです。

考えてしまったからと言って思考と闘っても、それが新しい思考を生むだけで、悪循環になってしまいます。

思考は止めようとするのではなく、放っておくのです。

普段は思考と自分が同化していて、考えているという自覚もありません。

瞑想中は思考に気づくことで思考から離れているので、普段とは違う状態にあります。

思考があっても気にしないでいるのが瞑想を続ける秘訣ですし、事実ここで紹介するやり方を試している間は、思考があっても無くても意識は瞑想状態に入っているから大丈夫です。

★――背すじを伸ばして座る

まずは座りやすいように座ります。

床にアグラでもいいですし、椅子に座った状態でも構いません。

背筋は伸ばします。

脊髄にはたくさんの神経が通っていて、それを伸ばすことで集中力が高まります。

ただし、背筋を伸ばすと肩に力が入ってしまいがちなので、肩をあごの高さくらいまで持ち上げて、スッと力を抜いて、ストンと落とします。

そんなことを2度、3度繰り返すと、背筋は垂直に伸びたまま、肩から力が抜けた状態が現れます。

★——顔は真正面に向ける

そして顔は真正面に向けます。

次は手ですが、両太ももに手のひらを上にして乗せてもいいですし、あるいはヘソの下あたりで両手を結んでもいいです。

この手の形を印《いん》と言いますが、あまり深刻にこうでなければならないと考えなくていいです。

★——深呼吸する

そして目を閉じて、何度か深呼吸を繰り返します。

腹式呼吸が望ましいのですが、胸式呼吸でも構いません。

腹式呼吸は、息を吸うときに、ヘソの下の肚《はら》の部分を膨らませて、いっぱいに息を吸ったら一旦止めて、こんどは肚をへこましながらゆっくり息を吐き出します。

胸式呼吸の場合は肺の中に息を溜めていくイメージです。

吸うときはゆっくり10秒くらいかけて、吐くときは数秒でいいです。

全部吐き切ったら、また一旦止めて、ゆっくり吸っていきます。

そのとき、吸う息と吐く息をしっかり見つめます。

できたら、出入りする空気の粒子の一粒一粒が見えるくらいの注意深さで行うのがコツです。

この時点ですでにいろんな思考が巡ってきて、息を見つめることさえ忘れてしまいがちです。

だからこそ、空気の粒子を見るくらいの注意深さが必要なのです。

それを10回～20回くらい繰り返すと、それだけで短くても5分くらい過ぎています。

ちなみにこれを半眼（薄目を開けて1m先の床を見ている）で行えば、これすなわち坐禅になっています。

最初は5分くらいにしておきましょう。

この導入は、この先で紹介する多くの瞑想法でも同じですので、よく覚えて練習しておきましょう。

そうやって心と体がくつろいできたら、呼吸をあなたが一番心地よく感じる自然な呼吸に変えていきます。

★——自分の肩書きを外す

ここまでが導入部分です。

そして次に、自分の肩書きをひとつひとつ外していきます。

まずは社会的なあなたの役割を外します。

呼吸で出入りする
空気の粒子が
一粒一粒
見えるくらい
呼吸に集中
してみよう

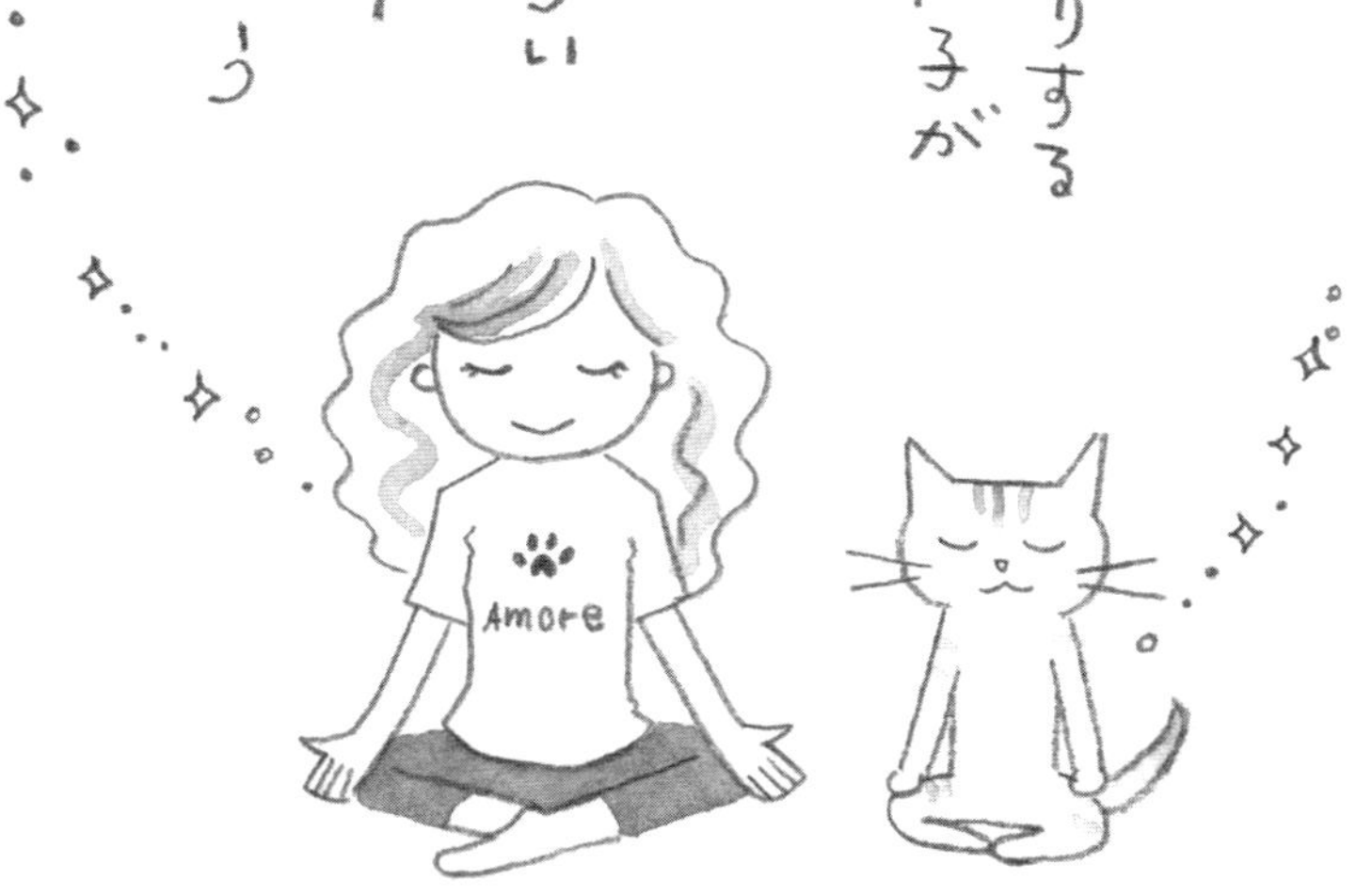

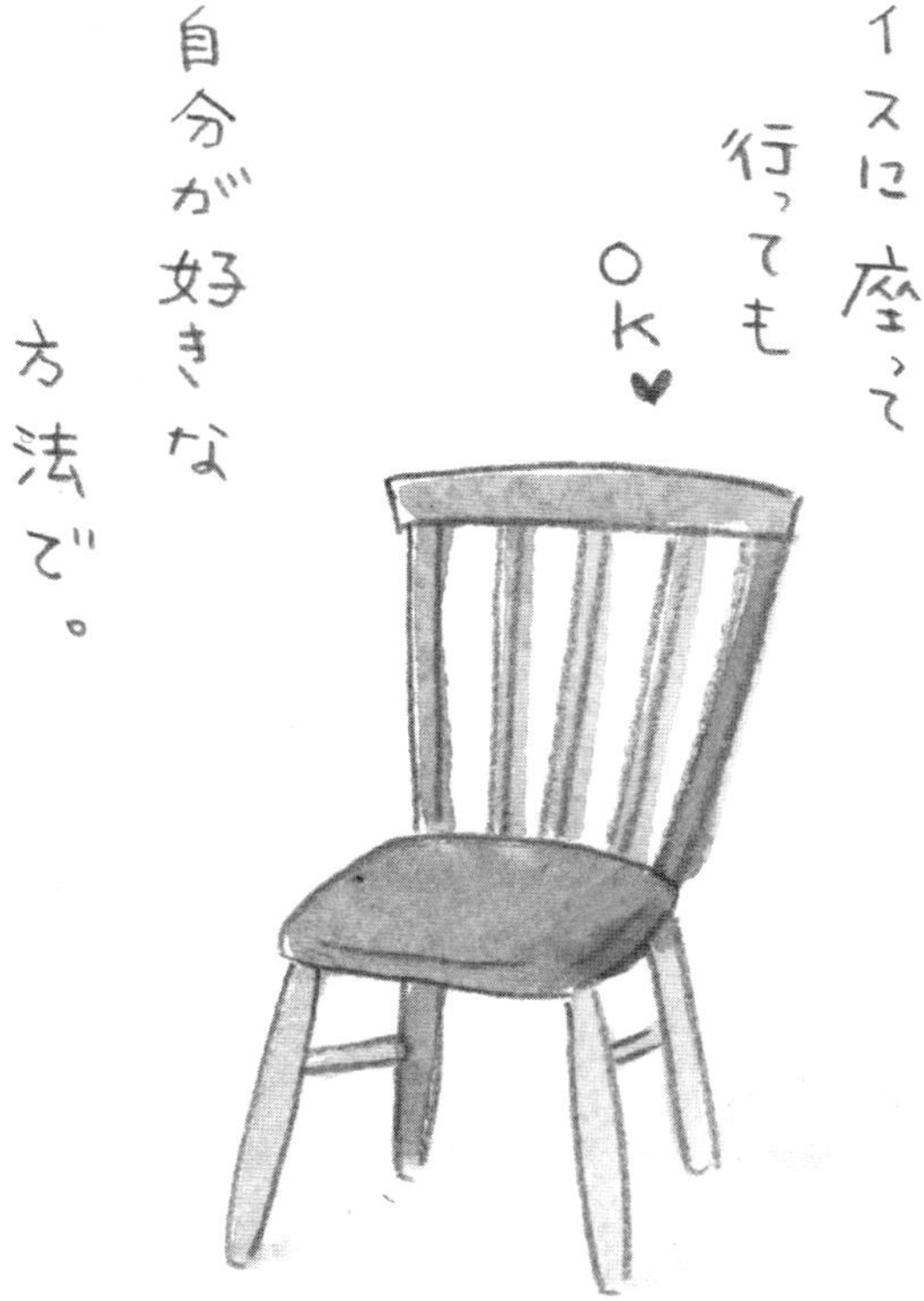
イスに座って
行っても
OK♥
自分が好きな
方法で。

一番手っ取り早いのは、**名前を横に置くこと**です。

名前はあなたにとって、とても重要な意味を持っています。

あなたがもっとも自己同化しているのが名前です。

たとえば大勢で騒がしい部屋の中にいて、誰が何を言っているのかわからなくても、誰かが「○○さんがね……」などとあなたの名前を言おうものなら、あなたは決して聞き逃しません。

自分について何を言うのかがとても気になるのです。

それくらい自分の名前に対して敏感になっています。

それを横に置くのですから、最初は難しいでしょう。

ですから、それが難しい人は、もっと細かく分けて横に置いていきます。

たとえば、

どこどこの社員であるとか、

父親であるとか、母親であるとか、
そういった社会でのあなたの役割や立ち位置を、少しずつ外していくのです。

どこで生まれたとか、
どんな人生を生きてきた男(女)だとか、
年齢、性格、あなたが自分だと思ったものをどんどん外していきます。

すると**最後に誰でもない人**が残ります。

いま息をしている肉体と、それを見つめている意識だけが残るのです。

そのときのあなたは誰でもない人です。

この誰でもない人は、いつもあなたの底辺にありました。

しかしいつもはその存在のことを忘れて、社会用に自己同化したあれやこれやを自分だと思って生きてきたのです。

そうやって自己同化した部分のあなたは時間の中に生きています。

たくさんの経験によって、いろんな人になっていますし、その自分がこの先も生きようとしています。

そうやって過去と未来の中で、様々なストーリーを紡ぎながら生きているのです。

いっぽう最後まで残った誰でもない自分は、起きていることに影響されることなく、いつも「いまここ」にあります。

★――いまここの自分を感じる

その自分を感じている時間が、瞑想です。

瞑想とは、自分がどこかの誰かさんをやめて、**最後に残った誰でもない人になっている時間**のことです。

誰でもない人が、まさにいまここで息を吸い、ただ息を吐いています。

この時間、あなたは人生の重荷とストレスを全部降ろしています。
それらはすでに、あなたの一部ではありません。
重い鎧を脱ぎ捨てたかのように、とても瑞々しくてフレッシュです。

いまここの自分を感じている時間が、瞑想です。

PART

2

眠りのなかで
あなたの心は軽くなる!

「何もないこと」が瞑想の極意

★誰でもない自分は悩まない

誰に教わったわけでもなく、こんなイメージで瞑想をするようになっていました。

いま書いた導入部分は、後年になって坐禅と出会ってからより完成されていったものです。

自分は何者だろうという思いは、もともと人間は誰でもないという発見に繋がっていきました。

そして**誰でもない自分になりきったとき、多くの苦悩が抜け落ちていく**ことにも気づきました。

そんな瞑想をやりながら、もっといろいろな瞑想があるはずだと思い、当時、講話録の内容に感銘を受けていたバグワン（ＯＳＨＯ）の日本センターに出かけて行きました。

目黒の大岡山にあったそのセンターを訪ねると、大抵のものには動じない僕も、その異様な光景に一瞬たじろぎました。

そこにはオレンジ色の服を着た男女が親しげに集っていたのです。

僕が入口に立っていることなどまったく目に入らないようで、それぞれが自由に振る舞っているように見えました。

完全なよそ者であり、来てはいけないところに来てしまったような気がしました。

でもせっかく来たのだからと、勇気を奮い立たせてそばにいた女性に瞑想を習いに来たと告げると、すぐ左手のロビーのようなところで待つように言われました。

★──15分で汗びっしょり、ＯＳＨＯ瞑想と出会う

そこにはバグワン（以下ＯＳＨＯ）の日本語版機関紙がたくさん置かれていました。パラパラとめくると、どのページにもいつもの美しく流れるような言葉が綴られていて、少し心が落ち着き始めました。

でもこの場の違和感は拭いようがありません。

どうやって帰ろうかと思案していたら、ロビーにブザーが鳴り響き、オレンジ色の集団は奥の部屋に消えて行きました。

その中の一人が「どうぞ」と言うので、彼の後に付いて行くと、防音設備が整ったスタジオのような一室に案内されました。

分厚いドアが閉められると、いきなり猛スピードの太鼓の音が地響きのように鳴り始めました。

そして始まった瞑想は、瞑想と呼べるようなものではなく、全員が立ったまま体を大きくシェイクし、体中のエネルギーを発散しているようでした。

膝を軽く曲げたり伸ばしたりしながら、頭や上半身を揺らし続けるのです。

冷静に観察すれば異様さの極致です。

ただ突っ立っているだけだと、むしろこちらが浮いた感じになってしまうので、もうここまで来てしまったのだからと覚悟を決め、見よう見まねで体をシェイクしてみました。

もしかしたら何か神秘的な体験が待っているのかもしれないという微かな期待もあったからです。

しかしこれがなかなか終わらないんです。

15分くらい続いたでしょうか、部屋の中のムンムンする熱気と、体を動かし続けた当然の結果で、冬だというのに着ていたシャツは汗でびっしょりになっていました。

すると突然音楽が変わりました。

今度はシタールなどのインド楽器による美しいメロディーでした。

すると今度は銘々が、曲に合わせて好き勝手に踊り出したのです。

その踊りも決して上手でも美しくもなく、ただ心のままに体を動かしているみたいな、どこか滑稽な踊りでした。

さすがに恥ずかしかったのですが、ここでも何もしないほうがかえって異様に見えてしまうので、彼らに合わせて、とてもじゃないけれど人には見せられないコンニャク踊りを始めました。

いったいオレは何をやっているんだろうって、我ながらいま起きていることが現実なのか夢なのかわからなくなっていました。

これも15分くらい続いたでしょうか、音楽がフェイドアウトしていくと静寂が訪れました。

みんなはそこに立ったまま、あるいは何人かは床に腰を下ろして、ただじっと佇んでいました。

さらに15分後、今度は全員が横たわり、そのまま静かな時間が流れました。

もちろん僕も彼らに合わせて、すべてをやり終えました。

最後の15分間だけは瞑想的な感覚が訪れましたが、それまでの時間が長かったので、印象としては、ただただ疲れた、そして恥ずかしかったというものでした。

もちろんなんら神秘的な体感はありませんでした。

後で知ったのですが、これは「クンダリーニ瞑想」と名付けられていて、OSHO

瞑想の中でも特に有名なもののひとつだということです。

導入の体のシェイクは、自分の意志で振動させるのではなく、**きっかけさえ作ったら後は自然に振動が来るのに任せる**というのがコツだそうです。

足の裏からエネルギーを上昇させて、それが振動を作り出すようなイメージです。

でも最初はなかなか上手くいかず、一生懸命自力でシェイクしていることでしょう。

そのうち、体が勝手に揺れ出すことを許していきます。

★――心のガラクタは自分で吐き出す

この瞑想をあなたに勧める気にはなれないのですが、ここには普通の瞑想では決して触れることがない、とても大切な要素が秘められていることがわかってきました。

瞑想は言うまでもなく静寂の中に身を置いていくのですが、現代人のマインドは昔の人に比べて複雑になりすぎていて、思考の展開も早く、すぐに静寂を作ろうとしても難しくなっています。

そこでＯＳＨＯは、心の混乱を作り出しているストレスや、怒りや、心に溜め込んだガラクタを、自発的に吐き出すことから始め、それを出し切ったあとで、初めて静寂の中に入るという技法を編み出していたのです。

このクンダリーニ瞑想と並ぶ代表的な瞑想に「ダイナミック瞑想」と呼ばれるものがあるのですが、これなどはクンダリーニ瞑想よりさらに激しく作られていて、内側に溜め込んだものを、何から何まで強烈に吐き出すというステージから入ります。

そうやって吐き出すプロセスは完全に能動的なものであり、その後訪れる静寂は完全に受動的なものです。

極端な能動性が、一転して完全なる受動性を生み出すというわけです。

★瞑想のコツは「何もしないこと」

そもそも瞑想とは完全な受動性によって引き起こされるものです。

受動性に関しては、自分の側からできることは何ひとつありません。

もしあるとしたら、それは能動性に属するものになります。

瞑想とは自分がする「行為」ではなく、彼方から訪れてくる「状態」のことです。

それは睡眠とよく似ています。

睡眠も自力で作り出す行為の結果ではなく、何もしないことを通して彼方からやってくる「状態」です。

したがって**瞑想のコツは、夜寝る前のように何もしないこと**です。

寝よう寝ようと頑張れば眠れなくなってしまうように、瞑想しようと頑張れば瞑想は起きません。

何もしないこと、何もしないということさえしないこと。

それが瞑想を起こしてくれます。

ところが人間は、そして特に現代人は、何かするということにすっかり毒されてしまっていて、何もしないということができません。

そこで何もせずに完全に受身状態になるために、まずは最初に思い切りアクティブな動きによるカタルシス（浄化作用）を促し、それがからっぽになった状態で初めて対極の静寂なる瞑想に入っていこうというのです。

ここはとても大切なアプローチで、なかなか瞑想に入れない人の導入として効果があります。

なにも体をシェイクしなくても、気軽に家庭でできるカタルシスもあります。

気軽にと書きましたが、シェイクよりもっと過激かもしれません。

さて、以上のことを応用して、家庭で簡単にできるエクササイズを紹介します。

瞑想のコツは、眠りを待つように何もしないことです。

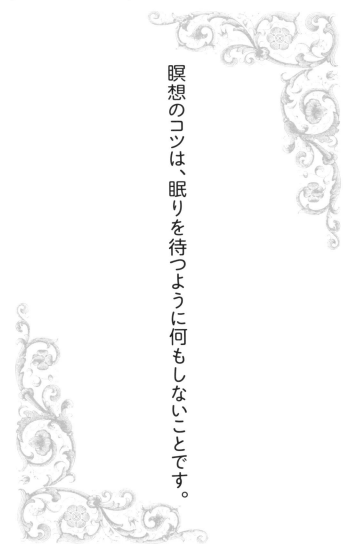

心を整える12の瞑想

その

2

「イライラを発散する家庭でできる瞑想」

【こんな瞑想です!】

自分の心を掃除すれば
イライラもストレスも怒りも
外に消える。

★——枕を床に叩きつける

まずは丈夫な枕を用意します。

叩いても踏んづけても破れないそんな枕です。

次に部屋を片付けて、部屋の真ん中に2〜3畳ほどのスペースを作ります。

そして床に腰を下ろして、枕のヘリを両手で持ちます。

次に、少し呼吸を落ち着けて目を閉じます。

そこまでの準備ができたら、人生で起きた嫌な出来事や、大切だった人から言われたひどい言葉や、いまも大嫌いな人の顔を思い浮かべて、枕を床に叩きつけるのです。

バンバンやっているうちに、だんだん感情が出てくるので、その感情に乗っ取られるようにして、さらに枕を叩きつけながら、その人に言ってやりたかったことや、自分の心の思いを、目の前のその人にぶつけるようにして大声で叫び始めます。

住宅事情でそれができない人は、どこか人気のない場所に行って、適当な場所を探してやるのもいいでしょう。

何かを叩きつけるというのは、想像以上にカタルシス効果があります。

やっているうちに自分でも不思議なくらい、いろんな感情が出てきます。

あとはもう起こるに任せて全力で発散するのです。

それはまるで狂気の発散です。

でもどこかであなたは、自分が狂気を発散しているということを知っています。

自覚的な狂気です。

その狂気の背後に正気があるので、心配しないでとことんやってみましょう。

★——その場に横たわる

精も根も尽き果て、クタクタになって、もうこれ以上は無理だと思う地点に来たら、さっとすべての行為をやめて、その場に横たわります。

するとそこに、人為的ではない静寂が流れ込んできます。

しばしそのまま、その静寂とともに時間を過ごしてみます。

好きなだけその時間を過ごしたら、ゆっくり伸びをして元の状態に戻ります。

この最後の時間帯が瞑想状態なのですが、このことを何度か繰り返すうちに、これまでの人生で押さえ込んできた未完了の感情たちが、外に発散されて完了していきます。

実は誰でも多かれ少なかれ、解決されないままの感情を自分の内側に抱え込んでいるのです。

それが無意識に日常生活に影響を与えています。

ちょっとしたことでイライラするのも、そのちょっとしたことが原因ではな

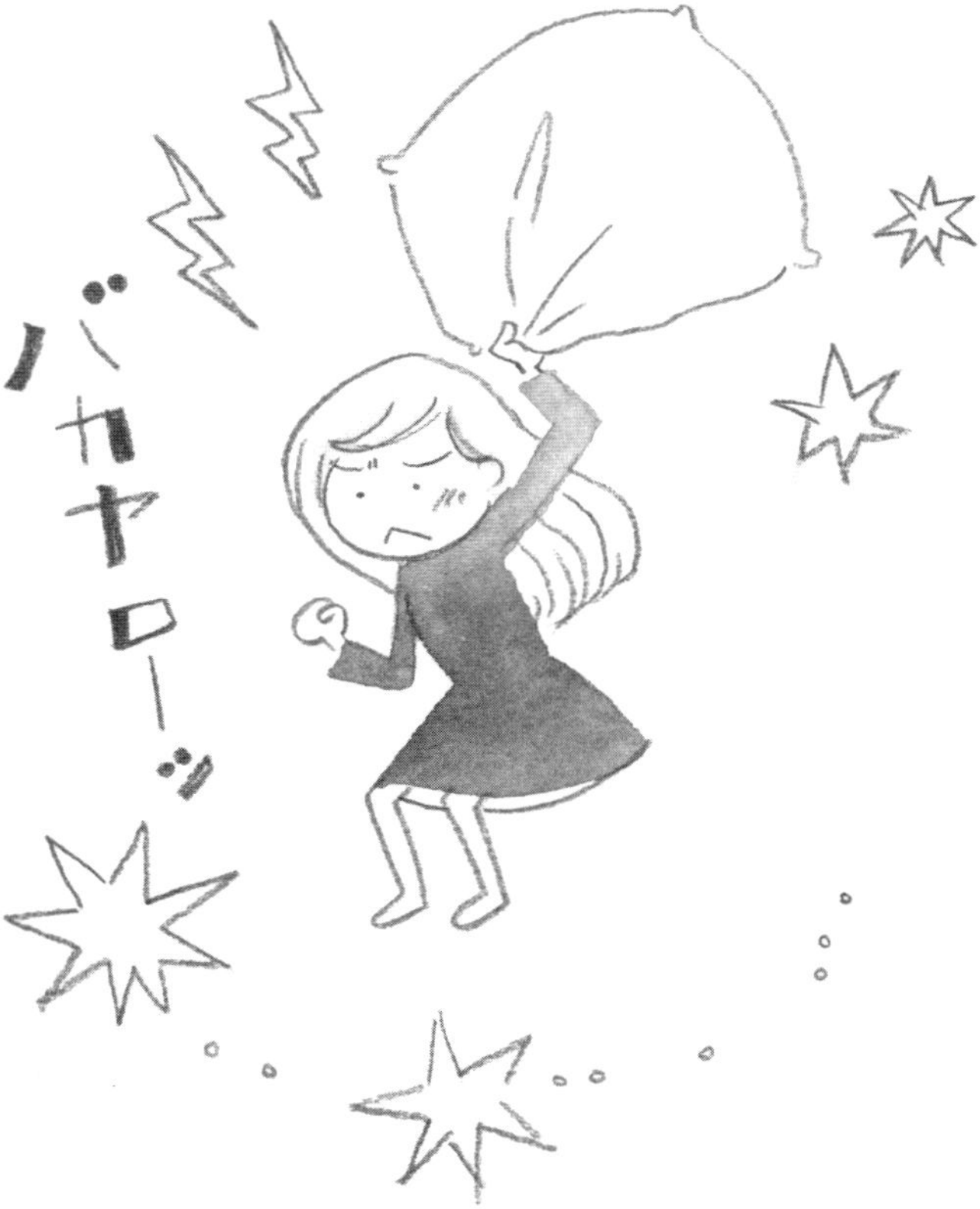
バカヤローーッ

未完了の感情を
発散させる

自分ひとりで
できる

心のおそうじ

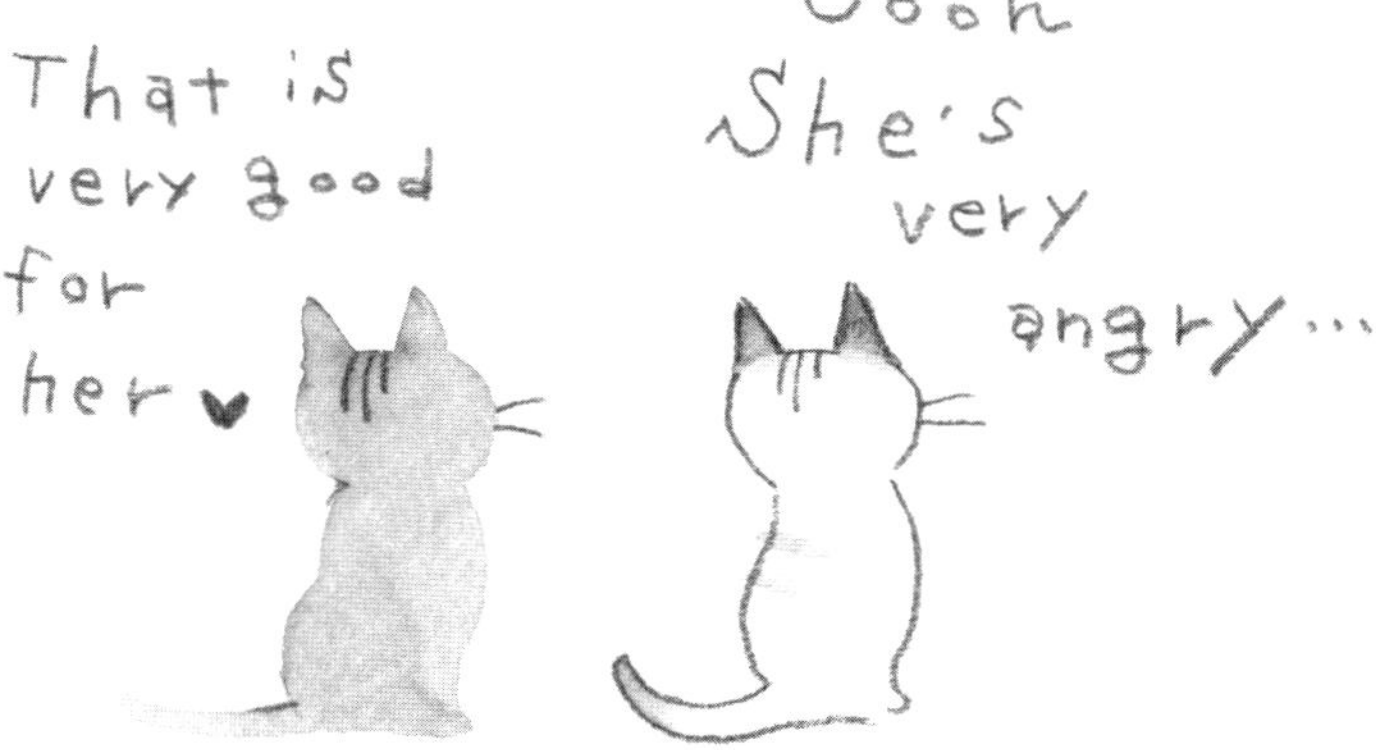
That is very good for her
Oooh She's very angry...

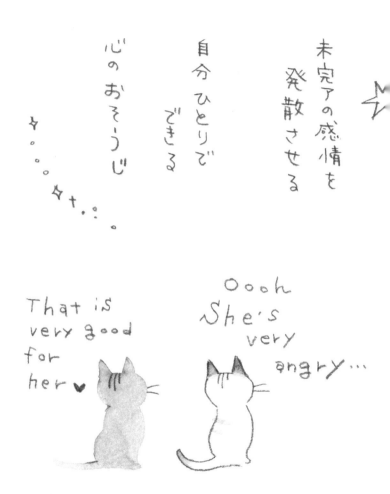

く、それまで溜め込んできた怒りが、それをきっかけに外に出ようとしているだけなのです。

ですから自分でお掃除するのが一番手っ取り早いというわけです。

このエクササイズによって、これから紹介していくいくつかの瞑想に、とても入りやすくなります。

どうしてもやらなければいけないわけではありませんが、時間の短縮にはなります。

常日頃からアロマやヨガなどで、リラクゼーションの習慣を持っている人は、そのことも瞑想の役に立ちます。

あなたに合ったストレス緩和のやり方があれば、それが一番です。

★――ユニークな瞑想の数々

さて、そこで出会ったオレンジ色の人たちに対する違和感は、最後まで消えることがありませんでした。

何か鋭い特別意識を感じたのです。

やっと自分の中の特別意識に気づいたばかりだったので、彼らの雰囲気には付いて行けませんでした。

それでもOSHOが提供する瞑想法の数々を知るにつけ、是非ともそれらを学んでみたいと思い、約半年に渡って通いつめました。

もちろん最後までオレンジ色の服は着ませんでしたが(笑)。

その半年間に学んだのは、とてもユニークな瞑想法の数々でした。

瞑想という概念を吹き飛ばしてしまうような、そんな瞑想たちをいくつかご紹介しましょう。

心を整える12の瞑想

その

3

「笑いの瞑想」

【こんな瞑想です!】

心の底から笑って
心と体をスッキリ伸ばし切る。

★朝、体を伸ばす

これは朝起きてすぐに行う瞑想です。

朝方、意識が戻ったら、目を開ける前に、十分伸びをします。

ゆっくり完全に体を伸ばし切ります。

まるで猫が体を伸ばすかのように、腕から足の先まで、体中の繊維質を伸ばす感じです。

そしたらスッと力を抜いて、準備完了です。

★笑う

次にやることは……

いきなり笑う。

とにかく笑い始めるのです。

たいてい朝というものは、重たい気分になっていることが多いので、笑う気になれません。

おかしくもなんともないのです。

そこを無理やり笑うのです。

命がけです（笑）。

もし声を出せる人は大声で、

「わっはっは、いっひっひ、がっはっはっはっは……」

もちろん心はまだ笑っていません。

その間に、人生で一番おかしかったことを考えたり、映画や漫画のシーンでおかしかったものを思い出したり、何か工夫してください。

無理やり笑いを演じていると、そのうちやっていることがバカバカしくなって、本当の笑いが出てきます。

★──軽く体を伸ばして、力を抜く

一度でも本当の笑いに乗っ取られたら終了です。
また軽く体を伸ばして、力を抜きます。
そのまま微笑みながら、しばし余韻を楽しんでいましょう。
その時間が瞑想になります。
そして数分したら初めて目を開けて、ゆっくりといつもの朝の活動に入っていきます。

★──3日間続けてみる

最低でも3日間続けてやってみてください。
3日目ともなれば、一日の質が変わっていることに気がつくことでしょう。

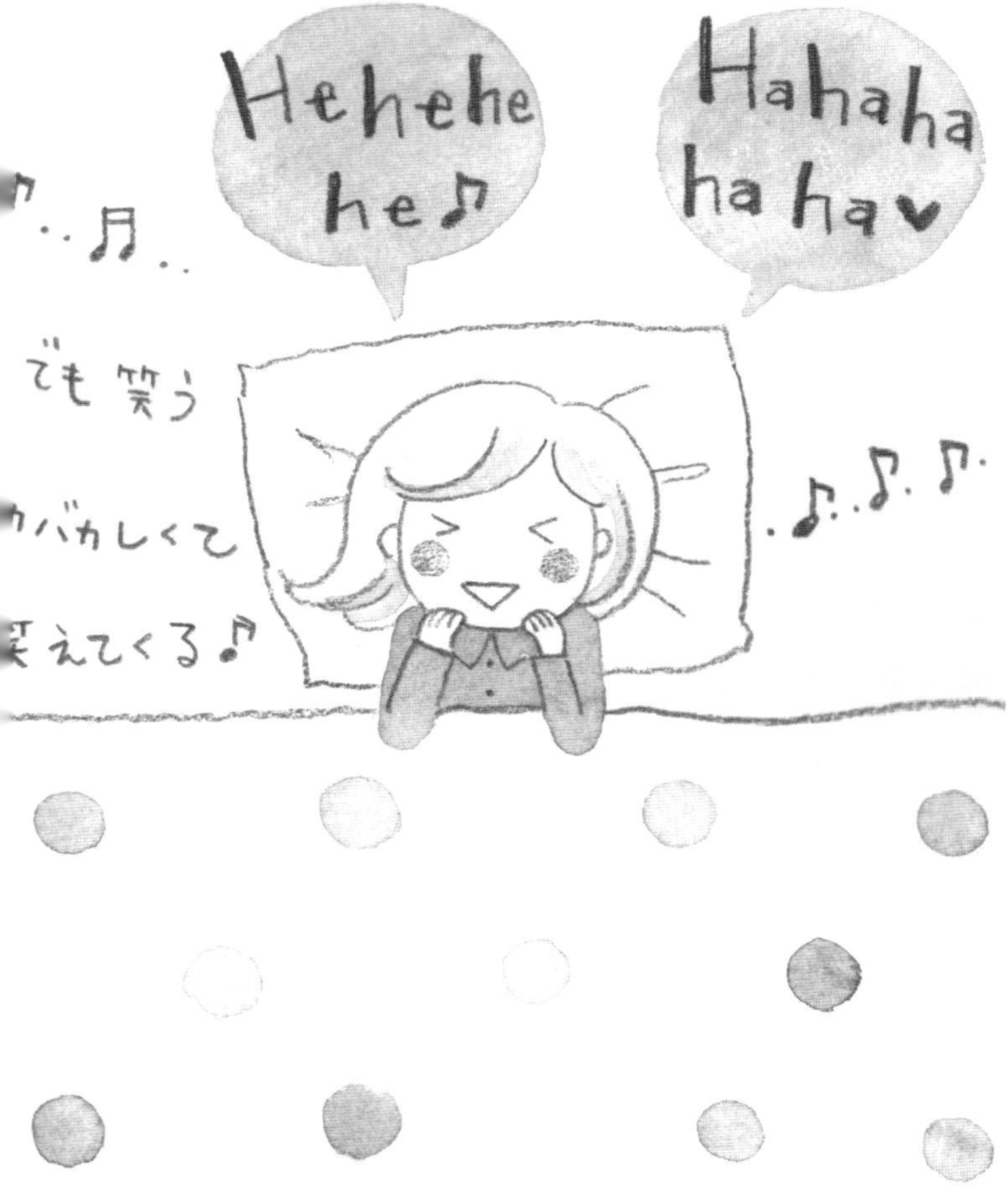
Hehehe he♪
Hahaha ha ha♥
でも笑う
カバカしくて
笑えてくる♪

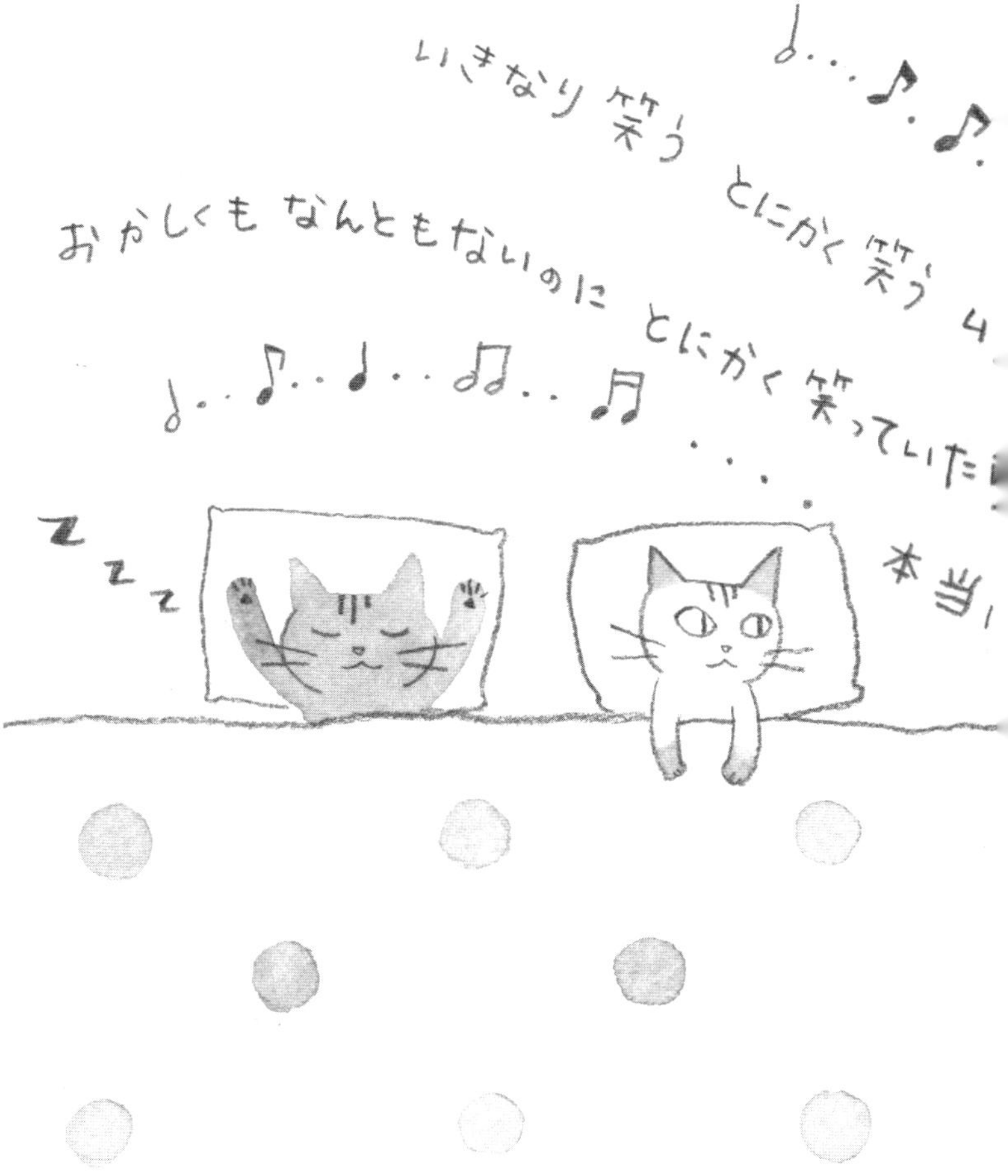
いきなり笑う
とにかく笑う
おかしくもなんともないのに
とにかく笑っていた
本当
zzz

もしかしたら3日目くらいになって、初めて本当の笑いが出てくる人もいるかもしれません。

そんな人は、そこからまた3日間続けてみてください。

我々の思考は、気分によって影響されています。

いつもならついマイナスに考えてしまう出来事も、気分が良ければプラスに思えてきます。

人間は思われているほど論理的な生き物ではなく、感情によって動かされている、けっこういい加減な生き物なのです。

ですから朝から気分を変えるというのは、快適な一日を送るためにとても効果的です。

この瞑想は、20年ほど前から自前のセミナーで紹介してきました。

いまは笑いヨガなるものも出現してきましたが、笑いが人生にもたらす力は偉大です。

さっそく明朝から始めてみませんか。

声を上げて笑えない人は、自分の環境に合わせて工夫してやってみてください。
この瞑想だけは、家族や同居人にあらかじめ告げてからのほうがいいでしょう。
そうじゃないとたいそう心配しますから(笑)。

★――不思議で面白い瞑想を紹介します

次はとても不思議な瞑想を紹介しましょう。

この瞑想でも、我々の潜在意識にある様々な記憶が表面に出てきて、心のお掃除がされていきます。

その間、とても興味深いことが次々に起こるので、不思議が大好きな人には超おすすめの瞑想です。

人によっては少し怖い気がするかもしれませんが、慣れてくるとこんなに面白いものはありません。

瞑想で、心の掃除をしよう。

心を整える12の瞑想

その

4

「鏡の瞑想」

【こんな瞑想です！】

無心の状態で、静寂の中に身を置いて
顔のない自分を楽しむ。
すると不思議なことが起きてきます。

★鏡を置き、ロウソクをたてる

こちらは夜にやる瞑想です。
顔が映る大きさの鏡と、ロウソク1本を用意してください。
まずは座る位置を決めて、ちょうど自分の顔が映るくらいの所に鏡を置きます。
そして鏡に映らない場所に1本のロウソクを立てて火をつけます。
少し鏡から離して、薄暗い感じで鏡がぼんやり見えるくらいの位置がいいでしょう。

★ロウソクの光で鏡に顔を映す

部屋の電気を消して、ロウソクだけの光で鏡に向かい合います。
するとそこに自分の顔が映りますよね。
その自分の目をジッと見つめてみます。

右でも左でも、どちらか片方の目を見つめるほうがやり易いですが、途中から見る目を変えたり両方の目を見たりしても構いません。

さて、ここが最初のうち頑張らなくてはいけないところですが、鏡を見ている間中、瞬きをしないように心がけます。

しっかりと両目を開けていると疲れるので、薄目にしたりして工夫しながら、極力瞬きを控えてみます。

そのうち乾いた瞳を潤そうと、涙が出てくると思います。

その涙を拭くこともせず、ただジッと鏡の中の目を見つめ続けます。

すると、あなたの顔がだんだん変化していきます。

目の位置だけは変わらないのですが、顔の作りが変わり始め、気が付くとまったく違う人の顔が出てきたりします。

あるいは、顔全体が歪み出したり、どろどろと溶け出したり、このあたりで急に怖くなる人がいますが、まったく問題ないのでそのまま続けてみてください。

あるときは外国人の顔になったり、あるいは女性が男性に変わったり、まったく意図していないのに、まるで七変化の様相です。

僕の場合は、インディアンのようなおさげ髪の女性が出てきたりします。

その顔を前世の顔だと言う人もいますが、そのあたりは僕にはわかりません。

さて、そんなふうに時間を過ごしていると、とても不思議なことが起きます。

鏡の中から顔が消えてしまうのです。

しかし自分の背後の部屋だけは映っています。

そのときです。

★――目を閉じる

初めてここで目を閉じるのです。

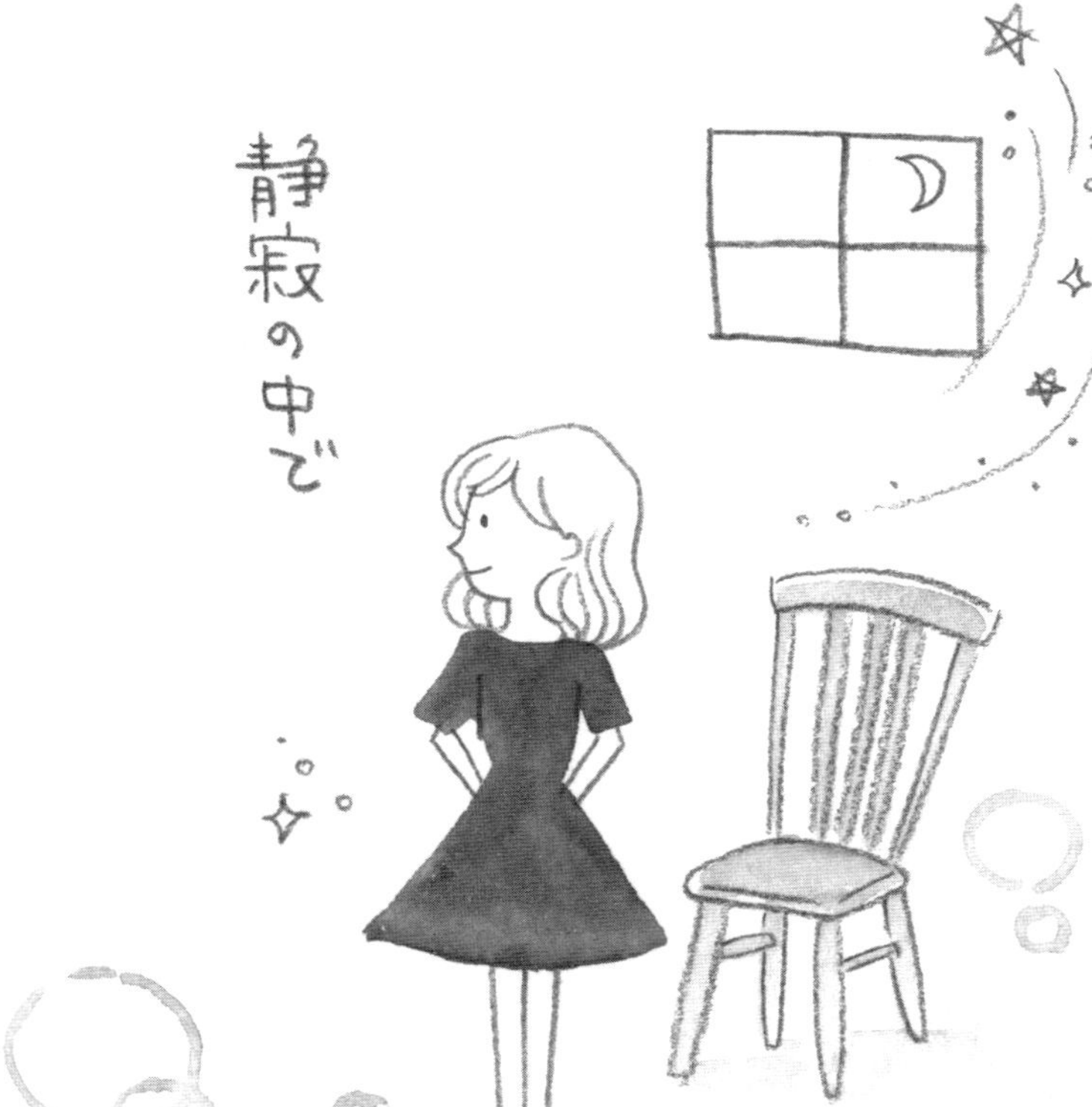
静寂の中で
Enjoy the Silence.

不思議なことが起こる時

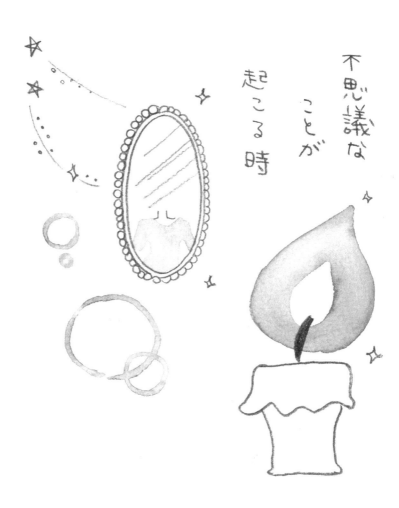

顔が消えた瞬間、マインドも消えています。
ですから最初から無心の状態で瞑想を始めることができます。
そのうちまた思考がやってきますが、気にする必要はありません。
マインドはとても静かになっているので、そのまま瞑想状態を楽しんでください。
20分くらいはその静寂の中に身を置いておきましょう。
全部で30〜40分くらいの瞑想だと思ってください。
そして十分に楽しんだら目を開けて、簡単なストレッチでもして休んでください

PART 3

瞑想でお金も人も魅力も引き寄せる!

宇宙は、あなたを豊かにしたくてウズウズしています

★──お金持ちになる下準備をしてください

さて、次は瞑想と言うよりはイメージトレーニングと呼んだほうがいいそんな方法を紹介します。

この方法は僕自身が試してみて大きな成果をあげてきたものです。

子々孫々に伝えていきたい、それくらい素晴らしいものだと思っています。

我々のイメージの力が実際の現実を創り出していくというのは昔から言われてきたことですが、これは本当のことです。

人間には現実を創り出していく不思議な力が与えられているからです。

僕は常々、起きることは最初から決定づけられていると話していますが、であれば、人間が自由に現実を創り出していけるというのは矛盾するように聞こえるかもしれません。

でもね、矛盾はしてません。

あなたがもしこれから述べるやり方を真摯に学んで、何度も練習して熟練していって、現実を思い通りに創り出していったとしたら、そうなるようにあらかじめ決められていたということです。

もしあなたがこれらのことを一笑に付して無視したとしたら、そのこともあらかじめ決められていたということです。

だとしたらどう決まっていてほしいですか?

★――お金を引き寄せるイメージトレーニング

さあ、それではお金を引き寄せていくイメージトレーニングです。

確かに人生はお金だけではありませんが、お金はあるに越したことがありません。

自分には大金を手に入れるような運も才能もないと思っていませんか？

まずはその観念を手放してください。

まったく根拠のない思い込みです。

あなたには自分が望んだものや必要なものを、すべて手に入れるだけの力が与えられています。

これは気休めではなく本当のことです。

あなたがこのイメージトレーニングを実践すれば、あなたにお金が入ってくるための、縁《えにし》が生じ始めます。

そしてあなたの中に、どうしたらいいのかというアイデアが生まれてきます。

それらはすべて彼方からやってきます。

宇宙は、あなたの１００％の味方なのです。

あなたを豊かに幸せにしたくてウズウズしているんです。

さあ、豊かさを手にする覚悟ができましたか？

それができたら僕と一緒に始めていきましょう。

★――心身をリラックスさせる時間

まずは冒頭に書いた瞑想の導入をしてみます。

心身をリラックスさせるための時間です。

よく引き寄せの法則とか願望実現などのエクササイズで、欲しいものを具体的にありありと描くという方法が紹介されますが、それは自分の心源に願望を投影していくということです。

我々の潜在意識のさらに奥のほうに、全体意識(阿頼耶識《あらやしき》)と呼ばれる領域があります。

個々別々に生きている人間が、共有して持っている心の最奥の部分です。

ここは森羅万象を創り出している未知なる力に通じていて、この領域が事実として認めたものは、時間が経てば現象化します。この考えは引き寄せの法則に繋がっています。

ただ問題は全体意識の上部に、マインドと呼ばれている思考の渦のような領域があり、投影した願望がここで汚染されてしまうことです。

願望を純粋に心源に到達させるためには、この表面のマインドを静める必要があるのです。

ですからまずは、そのことに取り組んでいきます。

10分くらいかけて導入の瞑想をしましょう。

さてここからが本番。

バカバカしいと思わずに試してみてください。

考えられる限り最も下世話な瞑想かもしれません。

多くの人は、お金が欲しいと言いながら、心の底ではお金に対する罪悪感や悪いイメージを持っていたりします。

お金だけが人生じゃないとか、お金を追いかける人間はさもしいとか、そんな否定的なイメージでブレーキをかけながら、お金が欲しいと言っているのです。

次に紹介するイメージ瞑想は、そんなお金に対する観念を払しょくし、あなたの望みをダイレクトに心源に伝えていきます。

心を整える12の瞑想

その

5

「お金持ちになるための瞑想」

【こんな瞑想です！】

引き寄せのイメージを持って
磁力を使って論吉を呼び込んでみる。
意識の中で自分の願望を叶えてみる。

★自分専用の金庫をイメージする

まずは自分の背中あたりに自分専用の金庫をイメージします。

その金庫は扉が開いていて、中はからっぽです。

いっぱいになるのを待っているかのようです。

★コイルをイメージする

次に、心が静まった状態のまま、胸のあたりに強い磁力を発生させるコイルをイメージします。

そのコイルを猛スピードで回転させてみましょう。

右回りでも左回りでもいいので、とにかく猛スピードで回転させて、そこに磁力を発生させます。

この磁力はズバリ、貨幣を引き寄せるためだけのものです。

★――日本列島をイメージする

次に日本列島の地図を描きます。

どんな大きさでも構いません。

するとあなたの磁力に反応するかのように、北は北海道から南は沖縄まで、全国各地がウズウズと微妙な動きをしてきます。

そしてそんな各地から、あなたの磁力に引き付けられるようにして、ビラビラとお札が飛んできます。

もちろん福沢諭吉です。

まるでお札が蝶々にでもなったかのように、大挙してあなたの背後の金庫に向かって飛んでくるのです。

ビラビラビラビラ……。


やがてそれはあなたの金庫に整然と山積みにされていきます。

どれくらいの枚数の諭吉が集まってきたことでしょう。

あなたはただ無心に、磁力を使って諭吉を呼び込んでいます。

ダダダダダとばかり、あなたの金庫がお札で満たされていきます。

それでも遠慮せずに引き寄せのイメージを持ち続けるのです。

しばらくすると、そんなに多くのお金を持つことへの怖れのような感情が湧いてきて、もうこれ以上は……という地点がやってきます。

そしたらコイルをサッと止めて、金庫の中身を確認します。

そこには、あなたがいままでに見たこともないような大金が積まれています。

金庫の扉を閉めて、そして終了です。

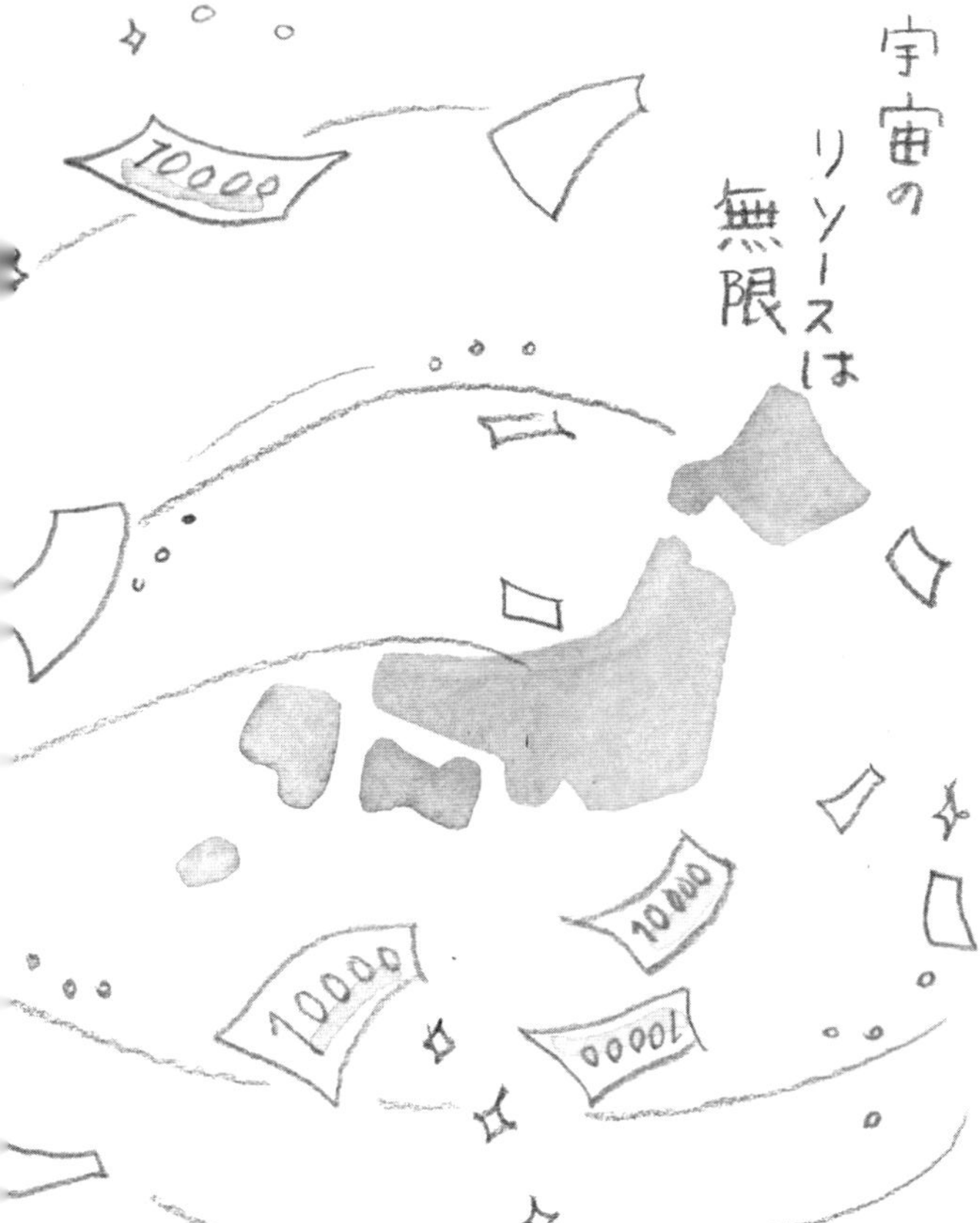
宇宙の
リソースは
無限

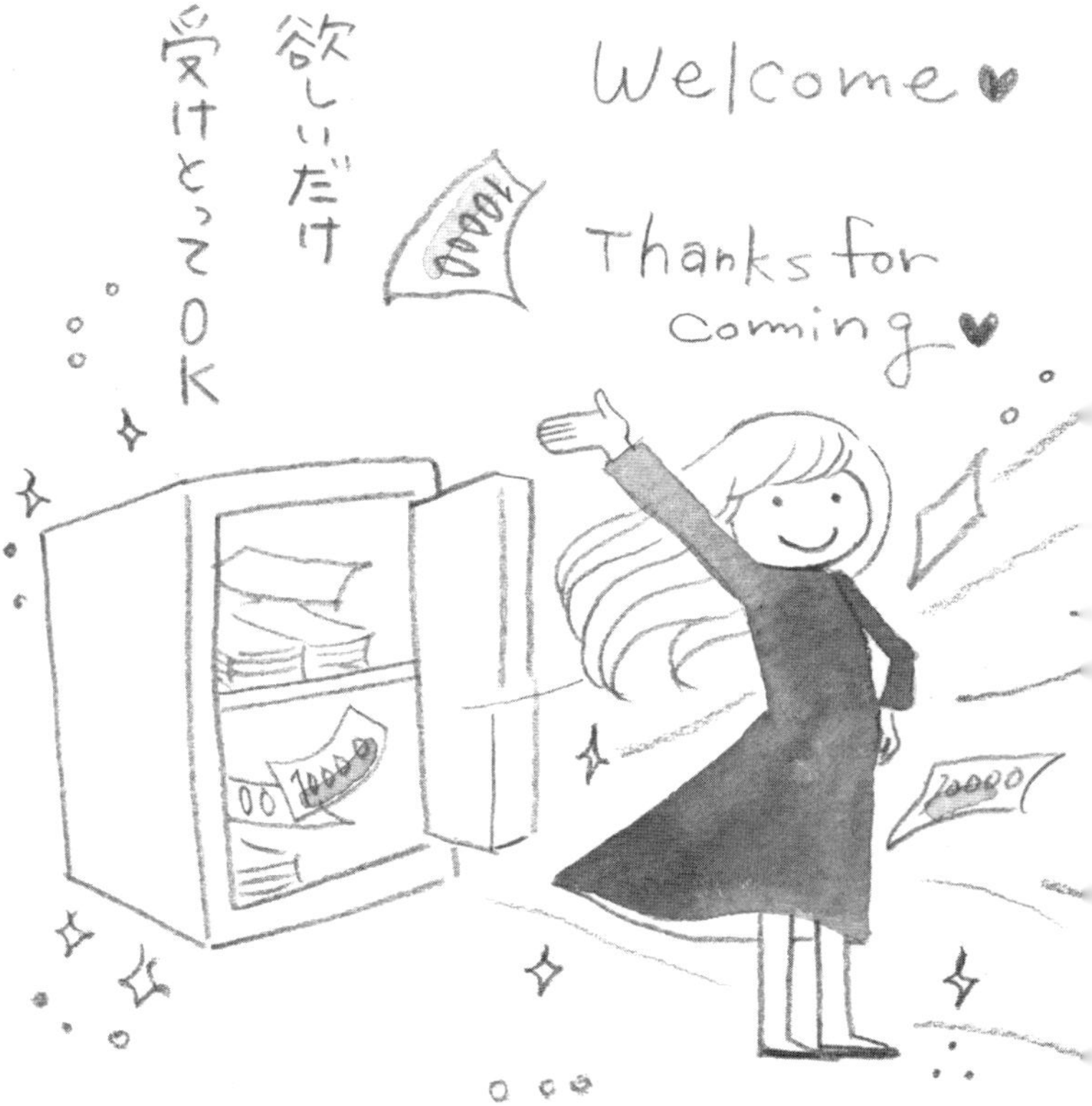
欲しいだけ
受けとってOK
Welcome
Thanks for coming

すでにイメージの世界では、あなたは大金持ちです。

すでに与えられたという気持ちを持ってください。

まだ現象化はしていないけれど、すでに意識において願望は叶いました。

誰がなんと言おうと、現実より一足先に自分が大金持ちになったことを知っています。

そうしたら、そんな現実を作ってくれた未知なる力にお礼を言います。

このときは、願いを叶えてくれる約束にお礼を言うのではなく、すでに叶えてくれたという結果からお礼を言うのです。

★――お礼を言う

「願いを聞いてくれてありがとうございました」

「おかげで私はゆとりある人生を送っていけます」

「ありがとうございました。ありがとうございました」

★――毎日会う人を大切にする

これで終わりです。

終わった後は全部忘れてしまいましょう。

いつもいつも考えている必要はありません。

むしろそんなことを考えていると、否定的な気持ちが出てくることもあるので、この瞑想中だけイメージするようにします。

そしてまた気が向いたときに、この瞑想をやってみましょう。

週に1回もやれば十分です。

結果を急がず、後は未知なる力にお任せです。

この瞑想を習慣づけたら、日常で会う人を大切にしていくといいでしょう。

というのも、結果だけを確信しただけで、具体的にどのようなプロセスであなたの金運が上がっていくかを、あなたは知らないからです。

知る必要はありません。

それはひょんな瞬間に訪れるビジネスのアイデアかもしれませんし、あるいはそんなきっかけになるキーマンとの出会いかもしれないからです。

あなたが知らないところで現実は動き出しています。

完全にお任せすることです。

このような手法は、子供だましのように感じるかもしれませんが、このイメージ瞑想が持つ力は強大です。

信じたからといって、実践したからといって、何か失うものがあるわけでもありません。

人に言えば馬鹿にされるので黙っていましょう。

そしてあなたの現実が変わっていき、この方法の素晴らしさを実感したときに、あなたの周囲にも教えてあげてください。

そのときのあなたは、すでに経験として確信していますし、何よりあなたが成功し出したことは周知の事実になっています。

そんなあなたの言葉は説得力を持っていることでしょう。

そうやってあなたの周囲に、豊かさを作り出す力を広めていってください。

★——思考と行動を断ち切ってみる

瞑想は引き寄せの法則の準備としても効果的ですし、日々の生活のストレスを緩和していく方法としても画期的です。


我々は通常、連続性の中で生きています。

思考ひとつとっても、まるで連想ゲームのように考えを巡らせ、やがては堂々巡りになりながらも、決して止むことがありません。
仕事中も、あるいはプライベートな時間でも、次から次へと何かの行動に駆り立てられているかのようです。

いまから紹介する瞑想は、その連続性を断ち切ることが目的です。

毎日のあらゆる行為に瞑想を持ち込もう。

心を整える12の瞑想

その

6

「中断瞑想」

【こんな瞑想です！】

「30秒間」ストップすることで、
魅力や磁力が増します。

★——中断する

生活の中で「30秒間」取り入れてみる。

それだけで、どんどんエネルギッシュになって、自分の魅力や磁力が増す。

モテだして、健康になっていく。

生活の中で、惰性のようにせわしなくやっていたすべてのことを、突然中断してみるのです。

それはどんなときでも構いません。

この瞑想を思い出したときがその瞬間です。

道を歩いているときでも、仕事でペンを走らせているときでも、その瞬間、すべての行為をストップしてみます。

思い出してから数秒後にやってみようではなく、思い出した瞬間、それがどんな状態でも即やり始めるのが秘訣です。

椅子から立ち上がる途中であればそこでストップします。

たとえ不自然な格好でも、修正しようとせずにそのままでいます。

目は開けたままですが、何かを見ているわけでもありません。

特定の対象を見るのではなく、目の前の世界全体を、ただなんとなくぼんやりと眺めている感じです。

体は微動だにしません。

そのときあなたは歩いている最中かもしれませんが、まるで静止画のように、あなただけはすべての動きが止まっています。

そんな状態でも、人はあなたがただボーッとしていると感じるだけで、まさか瞑想だなんて思ってもいません。

実はボーッとしているのは周囲の人達のほうで、みんなは自覚がないまま自動的に考え、自動的に何かをしていますが、あなたは自分という存在をいまここに感じています。

自覚があるのです。

★耳を澄ます

そんな状態でなんとなく耳を澄まし、その瞬間と一緒にいます。

目は開けたまま、見るでもなく見ないでもなく、なんとなく視界全体を眺めているのですが、あなた自身は、そこに見える外側の現象に参加していません。

自分がいなくても、社会は刻々と動いていることを感じてみましょう。

社会はそのときも動き続けていますが、あなたはストップしています。

ついさっきまで、自分がなんとかしなくてはいけないと感じていたけれど、いまはそのことを手放して、ただあるがままに評価の判断を差しはさまずにここにいるのです。

するとそれまで連続していた内側の思考エネルギーが行き場を失い、少し戸惑ったような感じになります。

【30秒間じっとする】

この状態を30秒間続けてみます。


30秒間ジッとしていても、周囲があなたを変に思うことはありません。

考え事をしているくらいに思うことでしょう。

いや、たぶん何も思いません。

たいていの場合は、自分が思っているほどには、他人はあなたの一挙手一投足に関心を持っていないからです。

30秒経ったら、また先ほどまでの活動に戻ります。

★——エネルギッシュに魅力や磁力が増えていく

これは生活の中でできる、もっとも短い瞑想です。

思い出したとき、いつでもどこでもやることができます。

1日6回以上、どれだけ多くても構いません。

6回やったとしても合計3分。

しかも効果抜群です。

続けることで、あなたはどんどんエネルギッシュになってきますし、魅力や磁力が増してきます。

なぜかと言うと、それまで活動の中で漏らし続けていたエネルギーが、あなたがストップしている30秒間は漏れることなく、あなたの内側にプールされる

何をしていても
思い出した時に
とつぜん
止まって

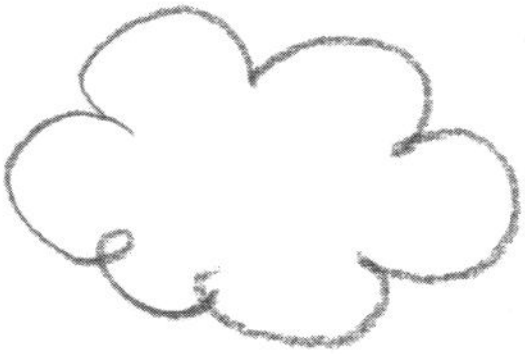

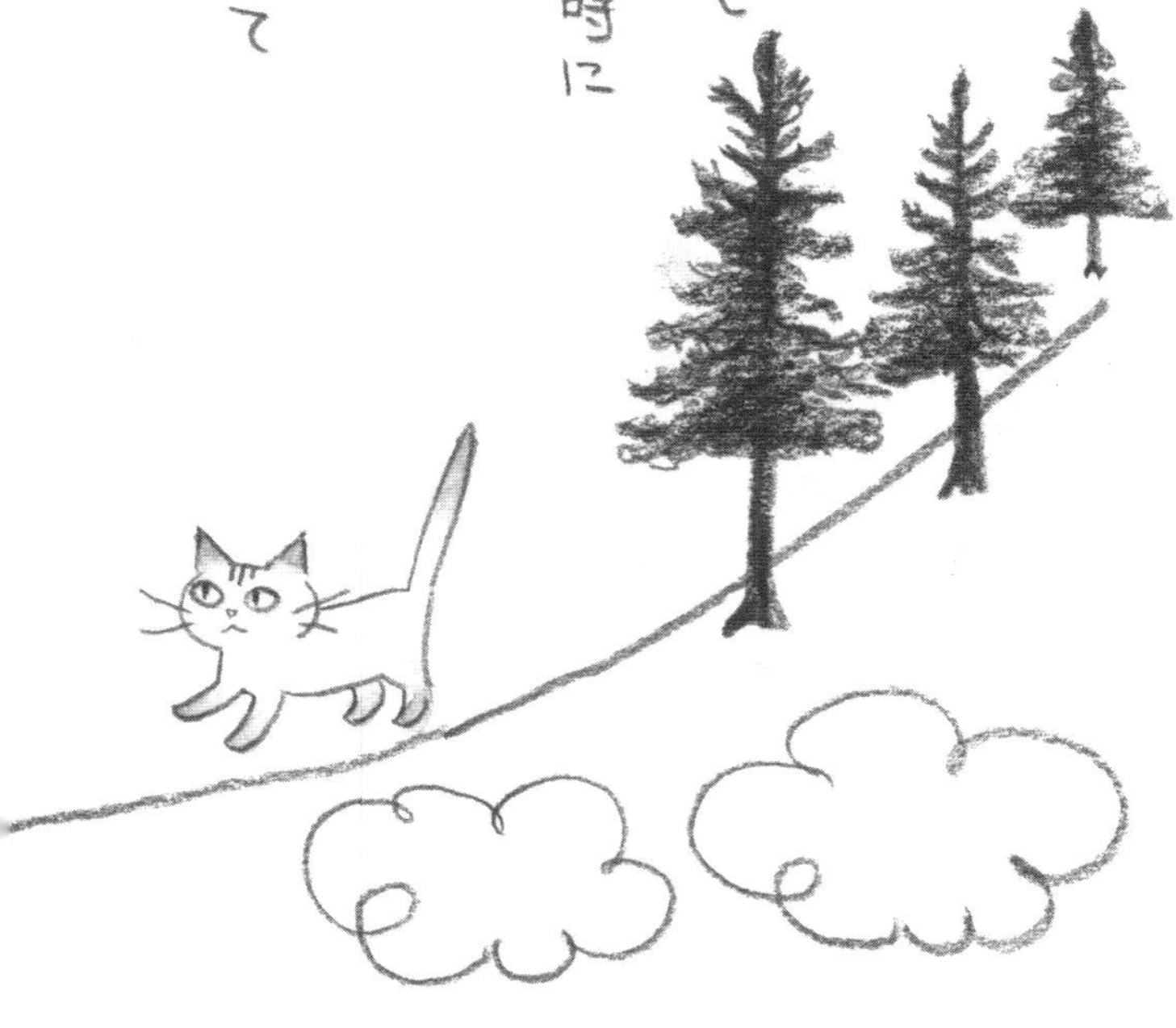

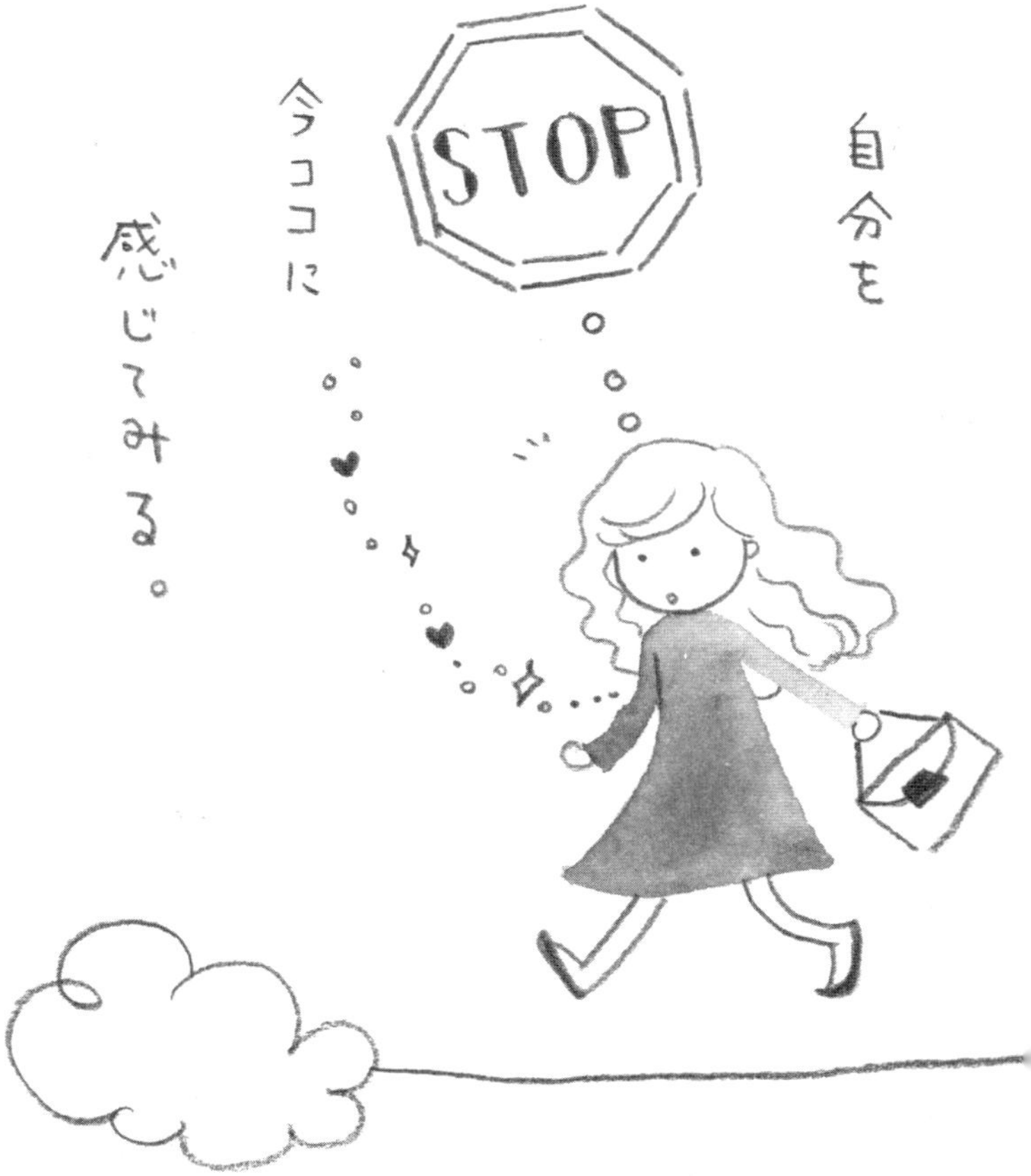
STOP
自分を
今ココに
感じてみる。

からです。
だからモテだします。
だったらやってみるって？
どうぞお試しあれ。

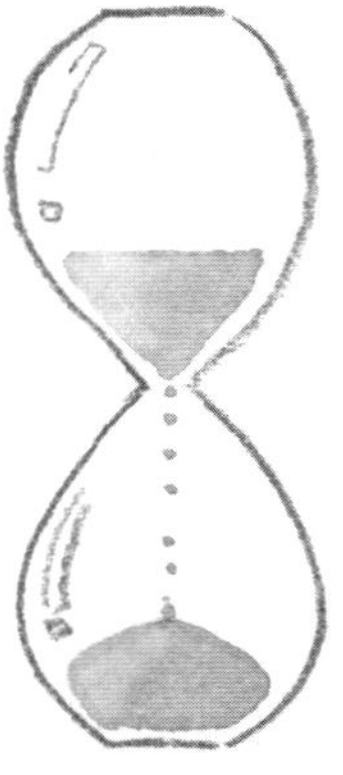

PART 4

瞑想の極意で心を解放する!

瞑想の真髄をたっぷり味わおう

次はサウナの高温と、水風呂の冷たさを利用した瞑想法です。

瞑想の真髄である無我の境地を、体からアプローチしていこうというものです。

さあ、はじめましょう。

PART 4

瞑想の極意で心を解放する!

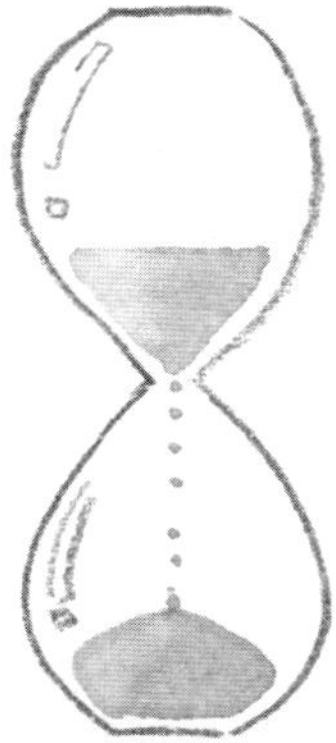

心を整える12の瞑想

その

7

「サウナ瞑想」

【こんな瞑想です!】

ひとつの価値観から自分を解放する。
必死に生きることから解放され
日ごろのストレスが消えていく。

★――シャワーで体を洗う

まずはシャワーで体を清めます。
体は、魂がこの世を歩くための乗り物です。
天からの借り物なので、神のレンタカーだと思ってください。
借り物なのですから、大切にしなければいけません。
そんな神聖な気持ちを込めて体を洗い清めます。

★――サウナルームに入る

そしていよいよサウナルームに入って椅子に腰かけます。
まずはストップ瞑想と同じような感覚で、ただ佇んでみましょう。
辺りの熱気や、周囲の気配がただそこにあります。
ひとつ二つ深呼吸をして気持ちを静めます。

★――首から上のないイメージをする

そして次に、自分の首から上がなくなったようなイメージを持ってみます。最初は難しいですが、練習すればできるようになります。

首から上がないということは、頭が消えていて、頭があった場所はサウナルームの空間の一部となっています。

自分が周囲を見ているといういつもの感覚から離れて、自分の体も含めて、ただすべてがあるがままにあるという感じで佇みます。

完全にできなくてもいいですから、いつも自覚している自分が消えて、ただ場だけがあるようなイメージを持って5分から10分したらサウナルームを出ます。

★――水風呂に入る

そして水風呂に入るのです。

最初はちょっと冷たいですが、馴染んでくると、たいていの場合は皮膚の感覚がマヒして、体が消えてしまったような状態になります。

先ほどまで首から上が消えてしまうイメージを作り出しているので、このときは全身がなくなったような感じがします。

でも周囲の世界は動いていて、それは自分の意思とは関係なく、ただ起きるように起きています。

そしていま起きていること以外は起きていません。

この先、社会の誰が何を考えて行動に移すのか、その結果が自分に有益なのかそうでないのか、それらはまったくわかりません。

でも起きることが起きていき、それ以外は決して起きることはありません。

何がどう起きるかは自分の干渉を超えていることがわかれば、後はなんであれその状況を認めるだけです。

全体がどうなっていくかは、全体のみぞ知ることであり、我々はそこにお任せです。

全体のことは全体に任せておきましょう。

そして「これでいいのだ」という諦めに似た気持ちで、ただ全体と一緒にいます。するとと、自分という中からのみ現象をとらえ、必死に生きていたことから解放されます。


いまを取り巻く状況（ストーリー）には様々な問題があったとしても、いまというこの瞬間に徹すれば、そこには問題がありません。

ストーリーは、過去起きたことと、未来に起きるかもしれない想像によって頭の中で作られていますが、目の前のいまは、ストーリー以前に存在している単なる現実なのです。

ストーリーを挟まずに、ただあるがままのいまを生きた時、そこに悩みや苦しみはありません。

いまは、ただこのようにある。

そんな剥き出しの真実と出会うことができれば、それまでの一切の苦悩から解き放たれていることでしょう。

苦悩はすべて、頭の中のストーリーによって生み出されているからです。

★──決めつけの世界から解放する

自分が解釈している世界は、一方的な価値観を持って決めつけていた世界であり、ずっとその状態にいればストレスが高じていくのは避けられません。

このような時間を持つことで、その世界から解放されるのです。

自分がなくなる感覚
「全体のことは
全体におまかせしよう」
という感覚を
味わってみる時間

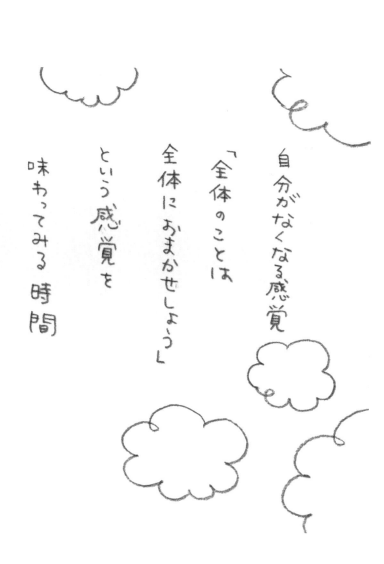

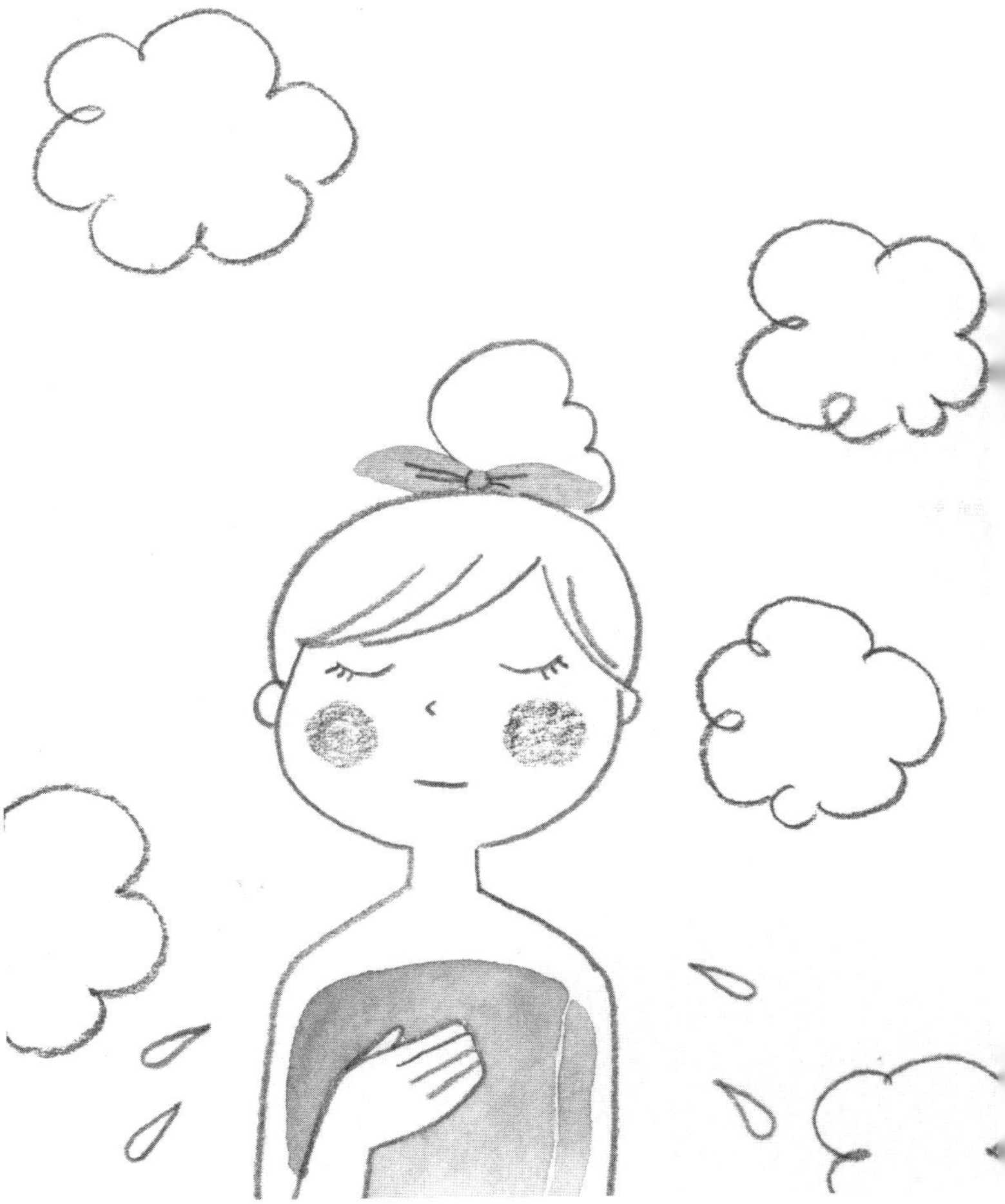

人は誰でも自分が主人公です。

自分から見ればどんな大切な人も登場人物の一人に過ぎず、自分自身とは圧倒的に重要度が違います。

自分と、自分以外の人とは、家族といえども主演と助演以上の開きがあります。

人生というのは、主人公だけが絶対なのです。

ましてや、待合室で隣り合わせになった人は、エキストラ以外の何物でもありません。

と同時に、相手もあなたをエキストラとして認識しています。

さてこのことを応用した面白い瞑想法があります。

人は誰でも自分が主人公です。

心を整える12の瞑想

その

8

「待合室やオフィスでする瞑想」

【こんな瞑想です!】

みんなただの人。
あなたも私もただの人だから素晴らしい。
心も体も解き放てば自由になれる。

★──ぼんやり全体を見る

目はぼんやり開けたまま、そこで起きている全体を見ています。

そして、もしあなたの隣に見知らぬ人が座っていたら、あなたの意識がその人の体の中に入ったつもりになって、その人の目線で周囲を見てみるのです。

もちろん隣の人でなくても、相手からあなたが見られる位置にいる人なら誰でも構いません。

その人になったつもりで、その人の体の中から、ぼんやりと外側を見ています。

するとどこの誰だか知らない人(あなた)がそこにいます。

そのときのあなたはなんの重要度もない、ただのどうでもいい人になっています。

もしかしたらそのどうでもいいあなたが、頭の中ではこの世の一大事のような問題を抱えているのかもしれません。

しかし、隣の人から見たあなたは、ただのエキストラであり、そこには何の

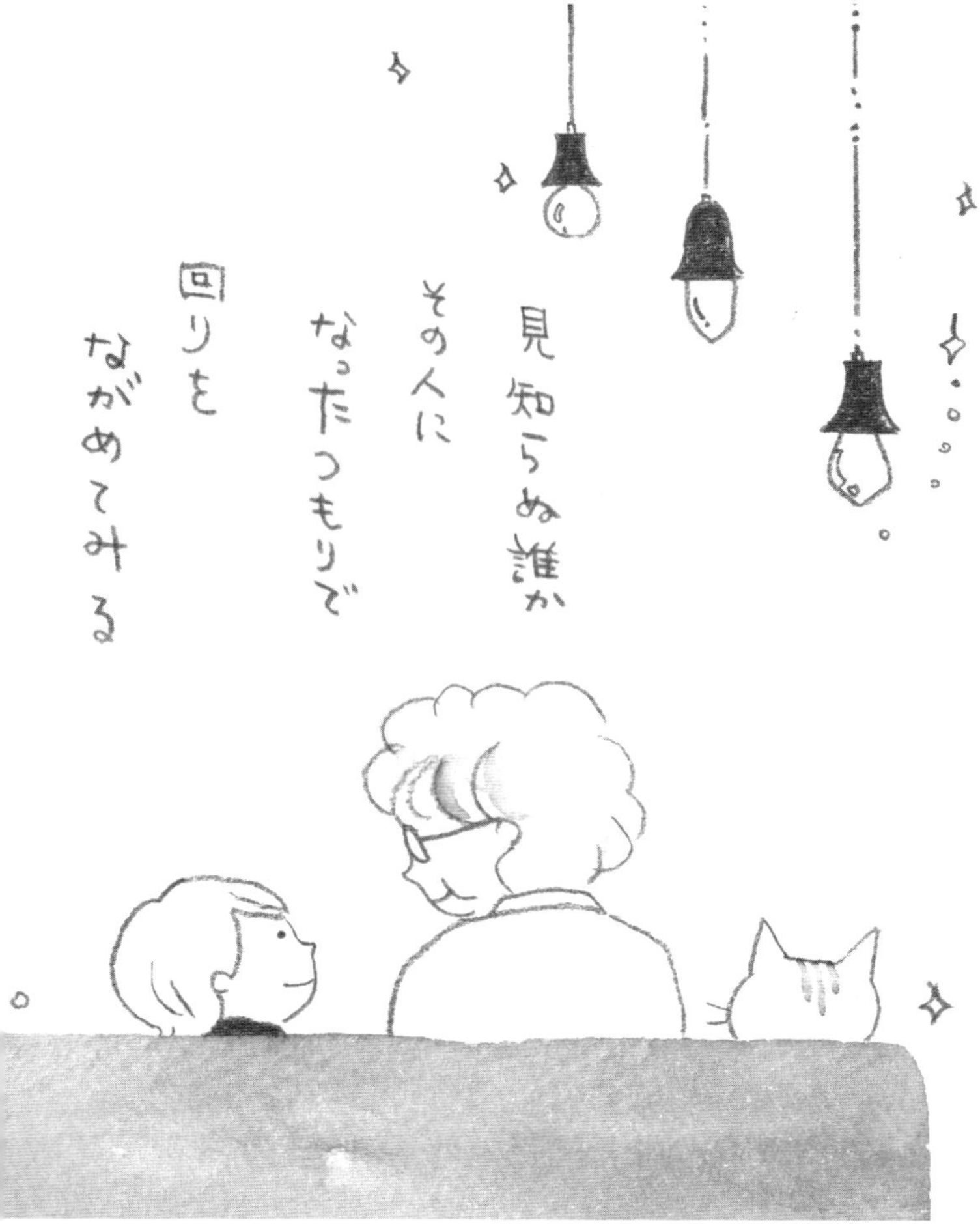
見知らぬ誰か
その人に
なったつもりで
回りを
ながめてみる

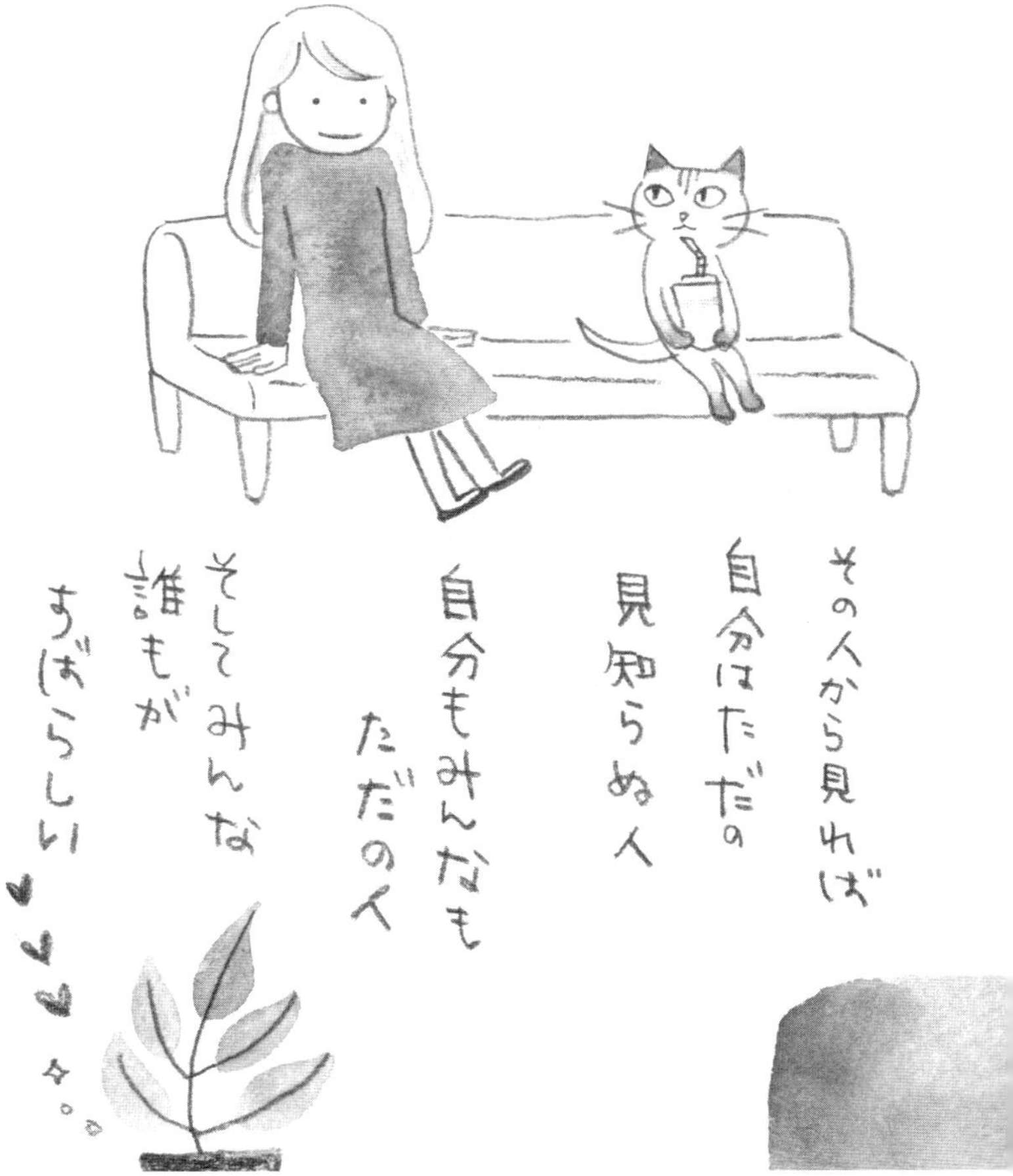
その人から見れば
自分はただの
見知らぬ人
自分もみんなも
ただの人
そしてみんな
誰もが
すばらしい

ドラマ性もありません。
そんな状態で、ただ何をするでもなく数分間過ごしてみてください。
このときの感覚は凄く大事です。
あまりにも重要視していた自分が、ただの通行人と同じ価値の人だとわかるからです。
ストレスの多くは、自分を執拗に重要な人物だと考えるところから発しています。
でもみんなただの人。
そしてみんな素晴らしい。
次はあなた自身をさらに魅力的にしていく、日常の中で継続させていく瞑想法です。

みんなただの人。
そしてみんな素晴らしい。

心を整える12の瞑想

その

9

「炎の瞑想」

【こんな瞑想です！】

無理なく自然に
自分の存在感が増していく。
自分が光り輝き、
自分もまわりも変わっていく。

★深呼吸して、目を閉じる

まずはひとつ二つ深呼吸をして、その場で目を閉じます。

やがて気持ちが静まってきたら、普通の呼吸に戻していきます。

★炎をイメージする

そして次に、自分の胸のあたりに大きなロウソクの炎が燃えているようなイメージを持ってみます。

炎は上にも下にも燃えていて、体全体はその炎の外側にある光のオーラみたいなものだとイメージしてみます。

自分の実体が炎で、体は炎の外郭です。

そんな感覚を作ることができたら、そのまま生活に入っていきます。

そしてそのイメージだけを持ち運んでみます。

仕事をしているときも、駅への道を歩いているときも、人と会っているときも、一人で部屋の中にいるときも、ありとあらゆるときに、あなたの中には炎が静かに燃えていて、あなたの体はその炎のオーラです。

自分を物質の肉体としてではなく、光の体としてイメージし続けます。

このイメージを持ち続けている間、あなたはある種の瞑想状態にあります。

それでも必要なことを処理する能力はあるので心配無用です。

これは一日中、ずっとやり続けてください。

人間は忘れっぽいので、何度も思い出す工夫が必要になります。

たとえば何かお気に入りのアクセサリーを身に着けて、それを見た瞬間にまた炎をイメージするとかです。

無意識にいつでも習慣化されたらしめたものです。

★――僕を変えた秘密の瞑想

実はこの想像は荒唐無稽なものではありません。

にわかには信じられないかもしれませんが、我々はみんな光でできているのです。

我々だけではなく、ありとあらゆるものの実体は光です。

人間は忘れっぽいし、すぐに何かが起きるわけじゃないから途中で止めちゃいがちですが、これを続けていると不思議な事が起き始めます。

これは最初に紹介したOSHOコミューンで教えてもらい、毎日試していたのですが、本当に自分が光り輝いているような気がしてきました。

しかも僕はこの秘密を誰にも言わなかったのに、周囲の人は僕の変化に気づくようになったのです。

そのころから自分の存在感が強まった気がします。

それは着ているものとか、ルックスではなく、雰囲気のようなもの。

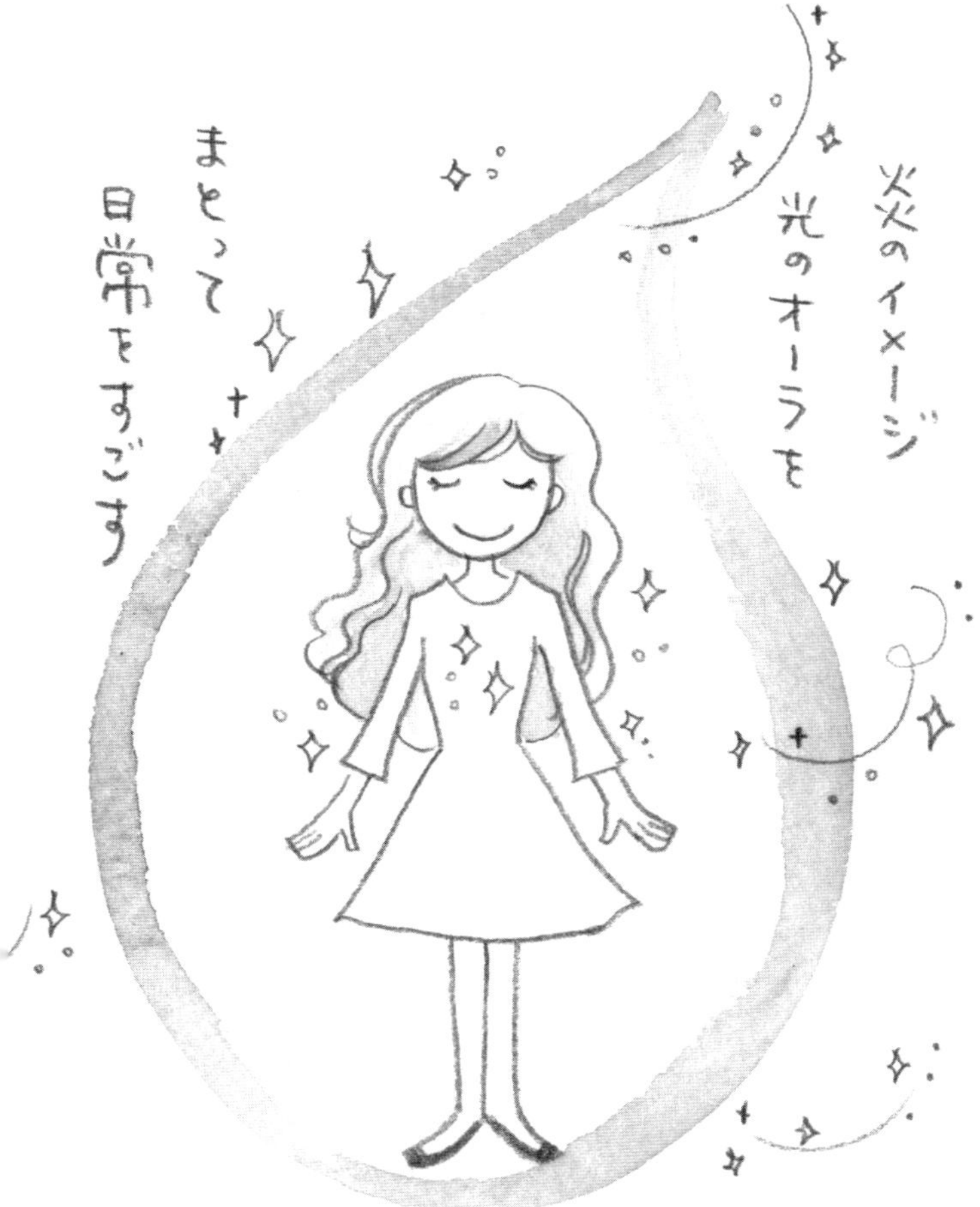
炎のイメージ
光のオーラを
まとって
日常をすごす

忘れがちな人は
アクセサリーなど
思い出し用アイテムを
身につけて
みましょう。

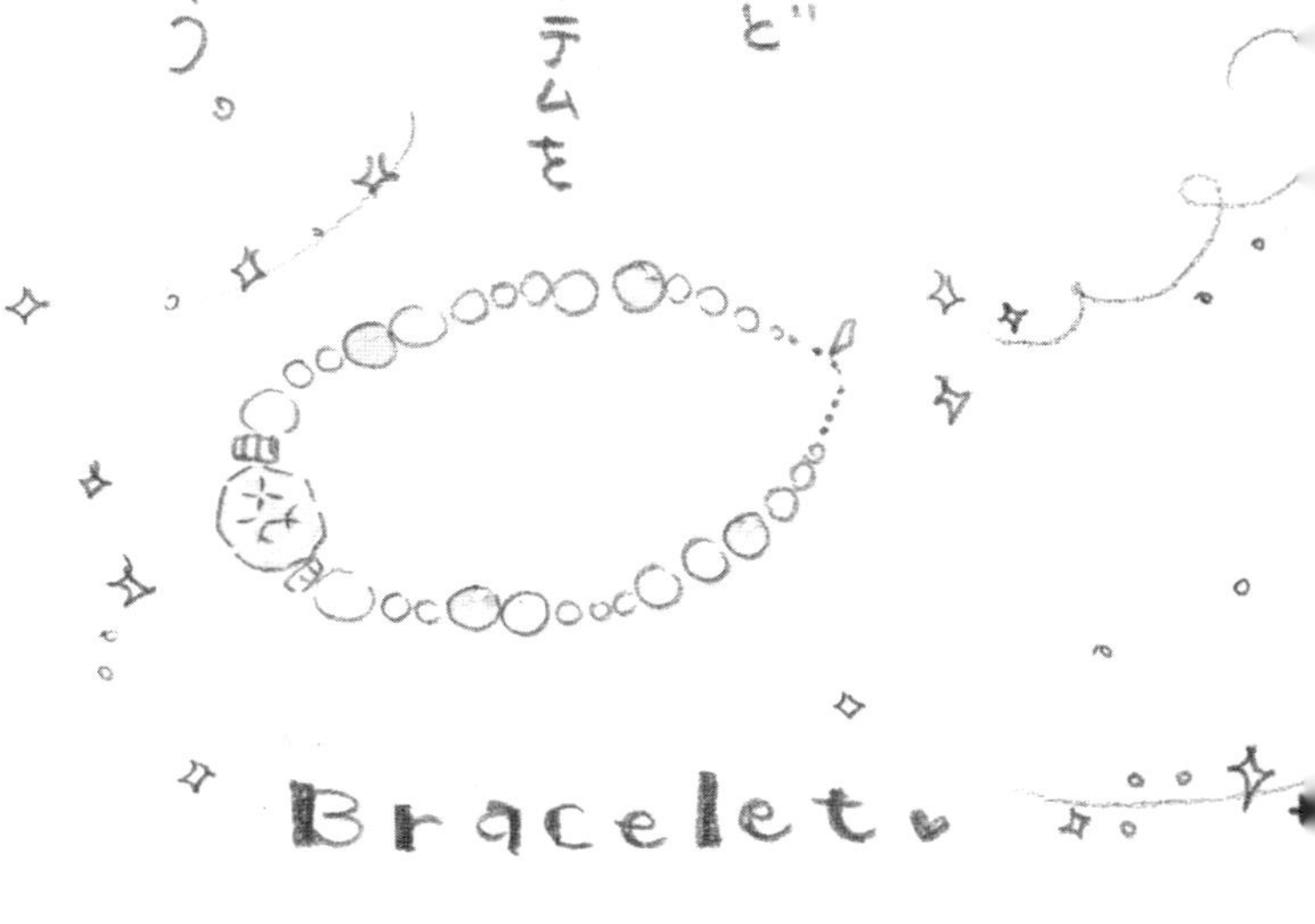

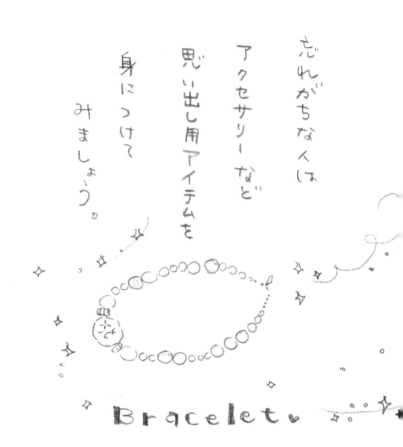

あきらかに僕に対する人の反応も変わってきました。

このエクササイズは、いつでもどこにいてもできるから、遊び心でやってみてください。

そして睡眠中の夢の中でさえ、光の自分を感じていられたら、そのときは完成です。

もういままでのあなたではありません。

今日一日だけでもできたら、きっと明日もできます。

そして明日もできれば明後日もできます。

まずはいまから始めてみませんか。

あなたは炎です。

自分の実体が炎で、体は炎の外部です。

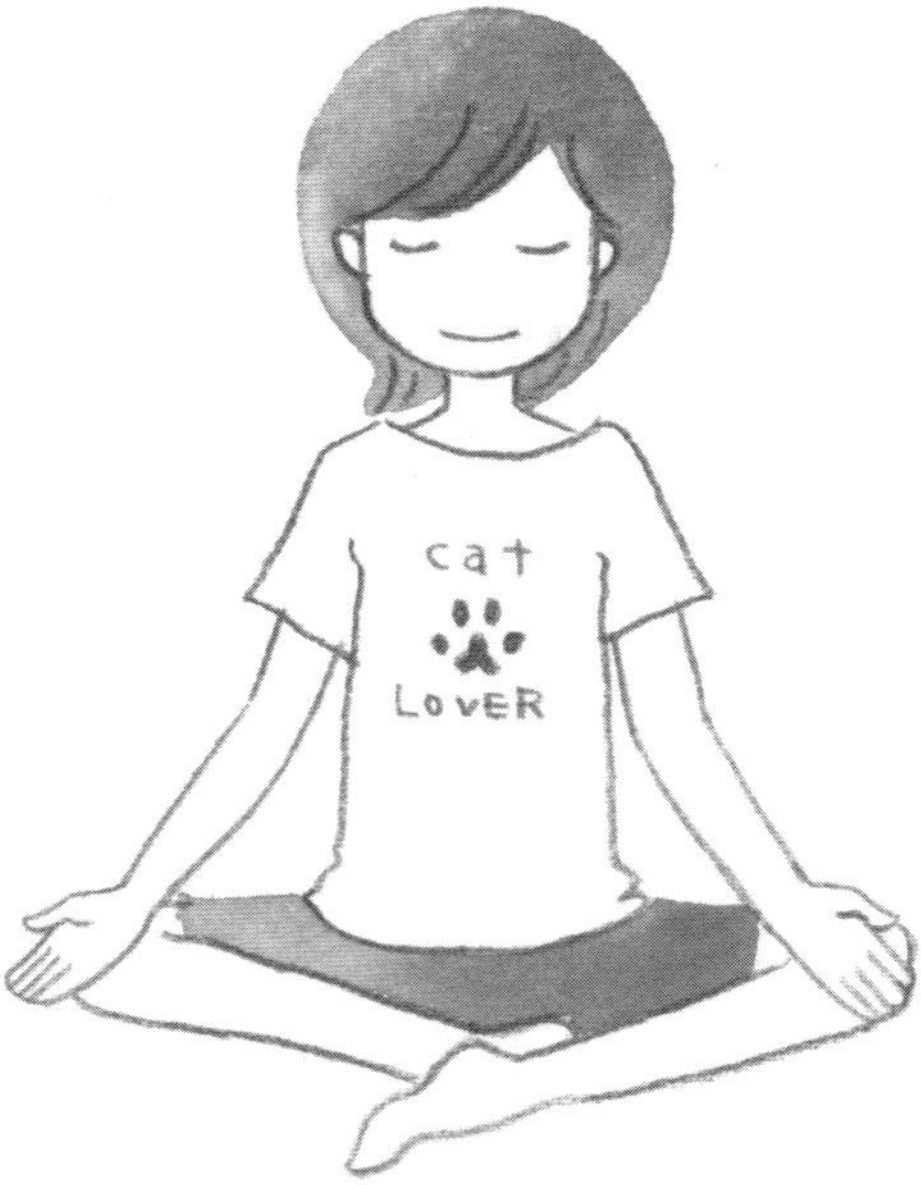
cat
LovER

PART 5

瞑想はわずか数分「いつでもどこでも」できる!

毎日に瞑想を持ち込んでみよう

★――いまを生きるのが瞑想の本質

これまで紹介してきたように、瞑想とは単に目を閉じて座っているだけでなく、あらゆる行為の中に持ち込むことができます。

普段我々は無意識状態になって、何か他のことを考えながら日々の生活を送っています。

それが多くの人に起きている現実です。

そこに意識（自覚）を持ち込むことが瞑想なのです。

いま自分が何をしているのかを自覚している状態。

終わってしまったことや、これから先の想像に埋没するのではなく、いまやっていることと一緒にいること。

要は、いまを生きるというのが瞑想の本質です。

坐禅のように、座ったままで呼吸とともにあることを自覚しているのは、呼吸がまさにいま起きていることなので、それを自覚することで「いまここ」に帰ってくる技法です。

それを静中《せいちゅう》の工夫《くふう》と言います。

一方で、日常の行為の中で、やっていることを自覚し続けることを、動中《どうちゅう》の工夫《くふう》と言います。

したがってあらゆる行為に瞑想を持ち込むことができます。

それによって行為の質と深みが変わってきます。

たとえば食事です。

心を整える12の瞑想

その

10

「食事の瞑想」

【こんな瞑想です!】

頭と心で豊かな食事をすることで、
人生は充実していく。

★──イメージしながら食べる

たいていの場合、我々は他のことを考えながら、あるいは人と会話したり、テレビを見たりしながら、食事をしています。

極端に言えば、何を食べているかさえ無自覚になっているのです。

「そんなことはない、いまカレーライスを食べていることくらい知っている」と言うかもしれませんが、食べているのはカレーライスではありません。ルーに含まれる様々なスパイスと、玉ねぎなどの野菜と、動物の肉と、一粒一粒の炊かれたお米です。

お米ひとつ取ってみても、それが目の前に現れるまでにはたくさんのプロセスがありました。

種から苗になり、それが太陽光や水や土の養分を吸収しながら稲として育ちます。

それを刈り入れて、干して、脱穀して、精米にして、運んで、洗って、炊いて、その上にルーをかけたのがカレーライスです。

そんなことを、ひとつでも多く感じながら食事をするのです。

そこには天の恵み、地の恵み、そして人様の労力のすべてが詰まっています。

すると、同じカレーライスが変容します。

いまや宇宙全体を頂いているかのようです。

それによって、食事が素晴らしく豊かなものになります。

お金持ちが歓談しながら食べている豪勢な食事以上に、豊かな食事をすることができます。

★――いまという中で誰もがひとつしかできない

行為に瞑想を持ち込めば、その行為自体が深まっていきます。

人生とは何をしているかではなく、どんな意識で生きているかが大切なのです。

行為に優劣も大小もありません。

我々は要人がする行為が大きなことで、炊事洗濯をすることは小さな行為だと考えがちですが、それは人間社会の価値観が決めていることであって、ひとつの行為はひとつの行為に過ぎません。

そしてどんな人も、いまという中でひとつのことしかできないのです。

繰り返しますが、人生の価値とは、何をやっているかではなく、どんな自分がやっているかです。

そしていまこの瞬間から、豊かな価値ある人生を送ることができるのです。

それはいつも、いま始まっていきます。

食事とは
宇宙全体を
いただくこと。

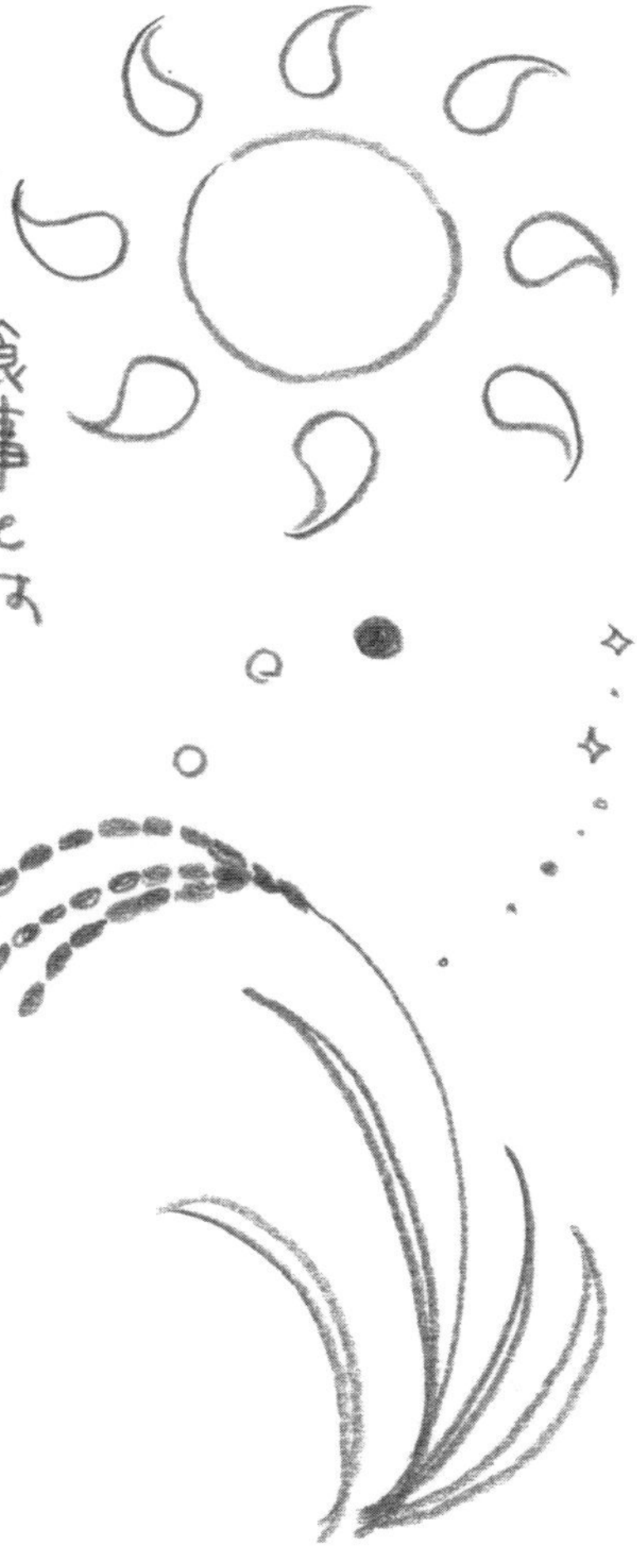

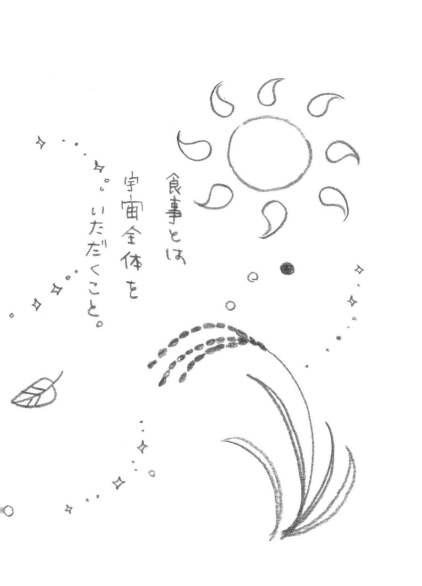

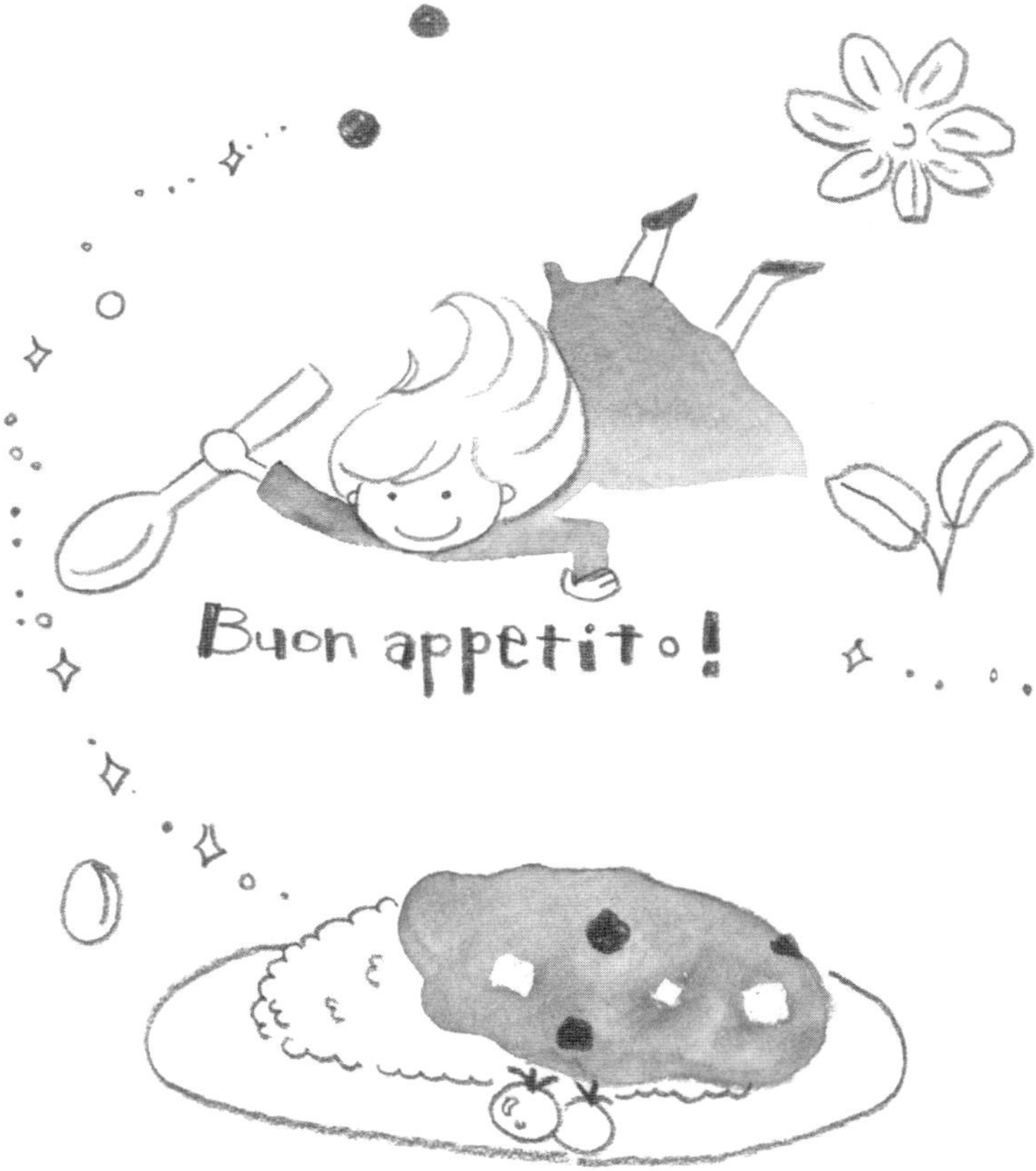
Buon appetito!

心を整える12の瞑想

その

11

「夜寝る前の瞑想」

【こんな瞑想です!】

嫌いな人と良好な関係になり、
人間関係が変わります。

生きていれば嫌いな人もできるし、敵のように見える人だって現れます。

そういうときは相手もあなたを同様に思っています。

口や態度に出さなくても、そういうことってなんとなく伝わるものなのです。

相手を嫌悪する気持ちって、相手にそれが届かなければ相手は影響されませんが、そんな気持ちを持っている自分はその瞬間に嫌な気持ちを感じています。

そんな気持ちを変えて、晴れやかになっていく瞑想をしてみましょう。

★——リラックスする

まずはリラックスして座ります。

この瞑想は横になって、寝る体勢でも構いません。

そのまま寝てしまってもいいからです。

★——嫌いな人を思い描く

少し気持ちを落ち着かせたら、どうしても嫌いな相手を思い描いてみます。

いまその人はあなたの目の前であなたを見ています。

どんな目をしていますか。

何かあなたに言いたいことがあるのかもしれません。

目の前のその人にも、あなたと同じ人生があります。

どんなときに喜びを感じ、どんなときに悲しみを感じてきたのでしょう。

ちょっと想像してみます。

最初のうちは、そんなことを考えるのもいやかもしれませんが、相手のためではなく自分のために頑張ってイメージしてみます。

きっとその人にも人知れぬ悩みがあり、大変な人生を送っているのかもしれません。

★――嫌いな人の健康と幸せを祈る

人というものは、傍から見て問題がなさそうでも、実際には様々な大変なことを抱えているものなのです。

きっといままでは、嫌いな人に対して、この人が不幸になることが自分の喜びだくらいに考えてきたことと思います。

そのことを逆転してみます。

無理矢理でもいいから、その人の健康と幸せを祈ってあげるのです。

あなたは取り残されるような気がしますが、それでもいいと覚悟を決めて、その人が抱えている問題から解放されて、幸せに生きている姿を想像してみてください。

誰かと笑って歓談していたり、多くの仲間に信頼されてイキイキと生きてい

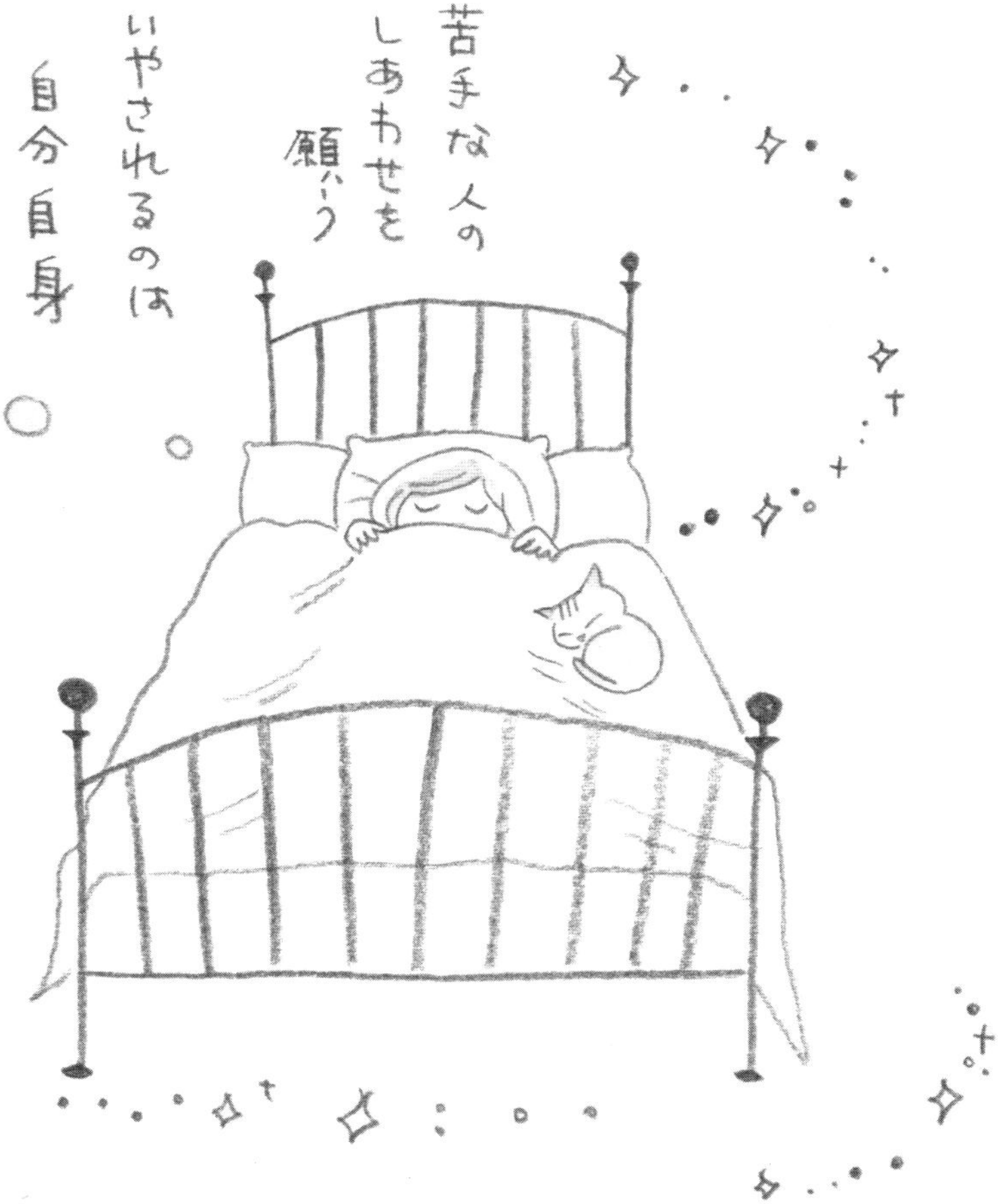
苦手な人の
しあわせを
願う
いやされるのは
自分自身

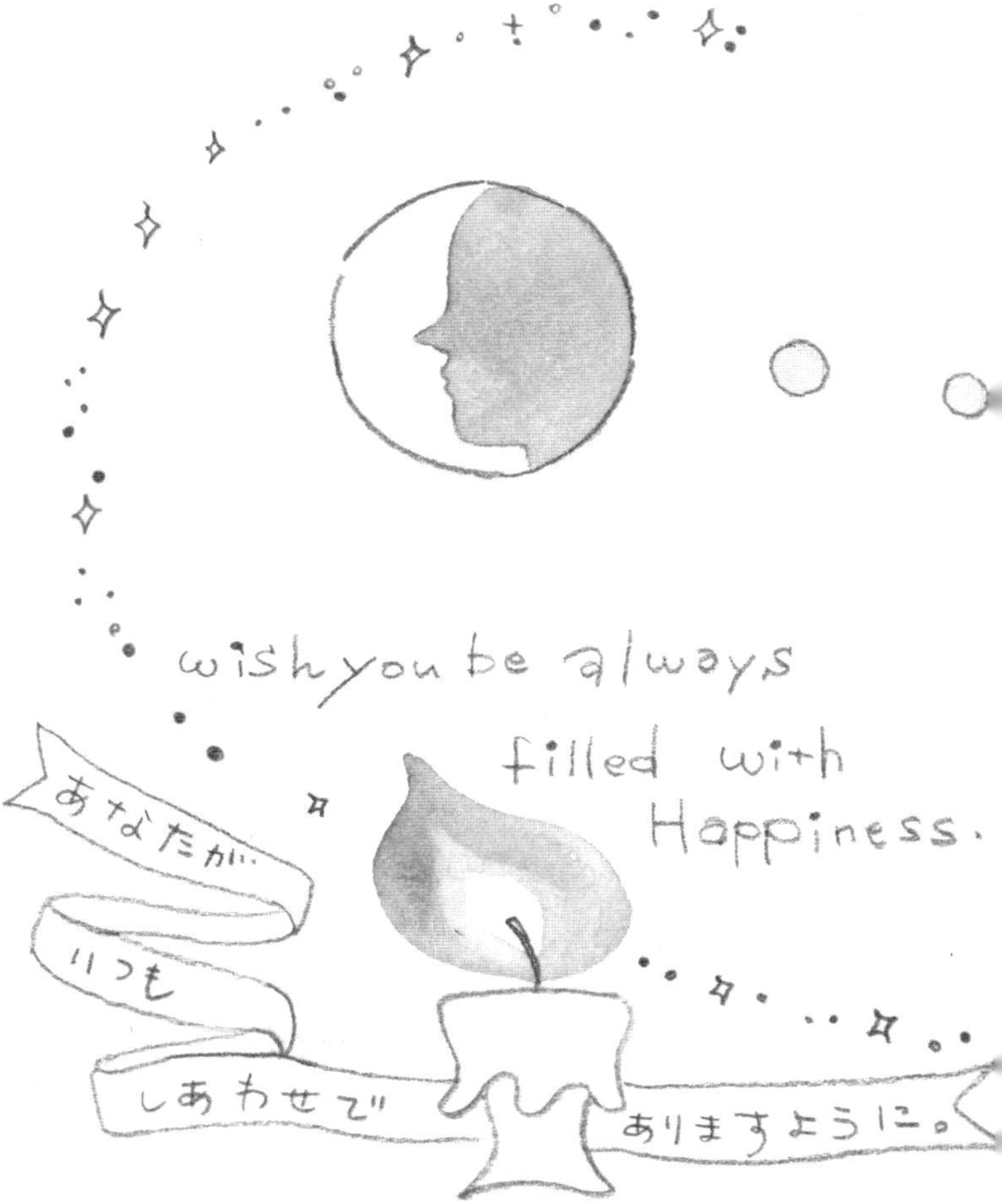
wish you be always
filled with
Happiness.
あなたが
いつも
しあわせで
ありますように。

たり、そんな輝いた姿です。

そうやって十分にその人に対して善意からの祈りを送っていると、あなた自身が癒されていきます。

そして不思議なことに、あなたに対する相手の態度も変わってくるのです。

かなり抵抗があるかもしれませんが、このイメージ瞑想は強力な浄化パワーがあります。

もしかしたらあなたの人生そのものを変えてしまうかもしれません。

その相手だって、いつか必ず死んでいくのです。

人生とは儚いものです。

だからせめて生きている間に、少しでもその人に平安と幸運がやってくるように祈ってあげましょう。

頑固な人でも頑張れば1週間くらいで、このイメージ瞑想ができるようになります。

そしていつか幸せになりたいと期待していたのが、すでにいま無条件の幸せを感じている自分を発見することでしょう。

★――手のひらからはエネルギーが放出されています

最近、目を温湿布するグッズが売れているそうですね。

肩こりにも聞くし、安らいだ気持ちを得られやすいと聞いています。

ただ、このことを何も使わずにやってのけることも可能です。

しかもエネルギー的には、さらに効果がある瞑想法を紹介します。

よく手かざしという言葉を耳にしますが、実際に誰もの手のひらからはある種のエネルギーが放出されています。

お腹が痛い時などに、無意識に手のひらを患部に当てるのは本能的にそのことを知っているからに他なりません。

そうすると少し痛みが治まることも事実ですよね。

人生とは儚いものです。
だからせめて生きている間に、
少しでもその人に平安と幸運が
やってくるように祈ってあげましょう。

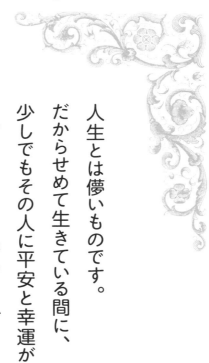

心を整える12の瞑想

その

12

「手のひらの瞑想」

【こんな瞑想です!】

心が安らぐと同時に、
思考も安らぎます。

★――軽く目を閉じて、てのひらをかぶせる

この瞑想法は、オフィスでも自宅でもいつでもどこでも実践可能です。

まずは軽く目を閉じて、ひとつ二つ深呼吸をして気持ちを少し落ち着けます。

そして両手のひらを左右の目の上にかぶせます。

その時、注意する点が2つあります。

ひとつは、指ではなく手のひらを当てるということ。

もうひとつは、触れているか触れていないかわからないくらいの微妙なタッチで触れるということです。

いわゆるフェザータッチです。

これには理由があります。

この手法によって手のひらのエネルギーが目に浸透していくのと同時に、目が持っているエネルギーが内側に向い、相乗効果が生まれるのです。

ところが強く押し付けてしまうと、目のエネルギーが内側に向かわずに、手のひらの圧力に対抗するように外側に向かってしまいます。

その結果、求める効果が得られなくなってしまうのです。

ですから、あくまでもフェザータッチで行うことが秘訣です。

やってみればわかりますが、この微かなタッチを継続させるのは、最初のうちは難しいと思います。

つい無意識になると手に力が入ってしまうからです。

したがって、この時間帯は絶え間なく手のひらに注意を向けていくことが必要になります。

この不断の自覚が、瞑想に集中していくことにも繋がっていきます。

すぐに安らいだ感覚が訪れることでしょう。

なぜかといえば、内側に向かった目のエネルギーがいったん眉間のチャクラ（第三の目）に向かい出し、さらにはそこに溜まったエネルギーがハートセンターに流れ始めるからです。

ハートはそのエネルギーを受け入れるために、緩みだします。

その緩みがリラックス、安らぎを生じさせるというわけです。


心が安らぐと思考も同時に安らぎます。

それまで絶え間なく行き来していた思考がゆったりとし始め、その結果、瞑想状態に入っていけるのです。


時間は5分間から10分間くらいでOKです。

とてもスッキリしますし、ストレスの緩和にもなりますから、ぜひやってみてください。

その後の仕事がはかどるのは言うまでもありません。


さてこの瞑想法は、手軽にリラクゼーションを得るためだけでなく、本格的な瞑想法としても使うことができます。

その場合は30分から40分くらいの時間を使います。

やり方はただ時間を長くするだけなのですが、先ほども言ったように、手に意識を集中して、フェザータッチを続けることが絶対に必要です。少しずつ時間を長くしていきながら、毎日練習してみてください。

坐禅で深い境地に入るには長い修行が必要ですが、この瞑想なら数週間で、同じような深い満足感を得ることが可能です。

このように、あっけないくらい簡単な技法は、難しそうな技法に比べて効果や意味合いが希薄になると考えがちですが、それは誤解です。

見かけ上の単純さとは裏腹に、とても深遠で微細な作用が内側で起きているのです。

フェザータッチで
手のひらを
両眼に当てる
手のひらと
両眼のエネルギーを
ハートへと流す
リラックス方法

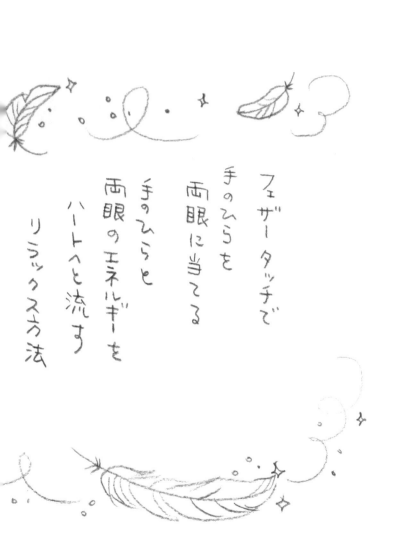

PART 5
瞑想はわずか数分「いつでもどこでも」できる!

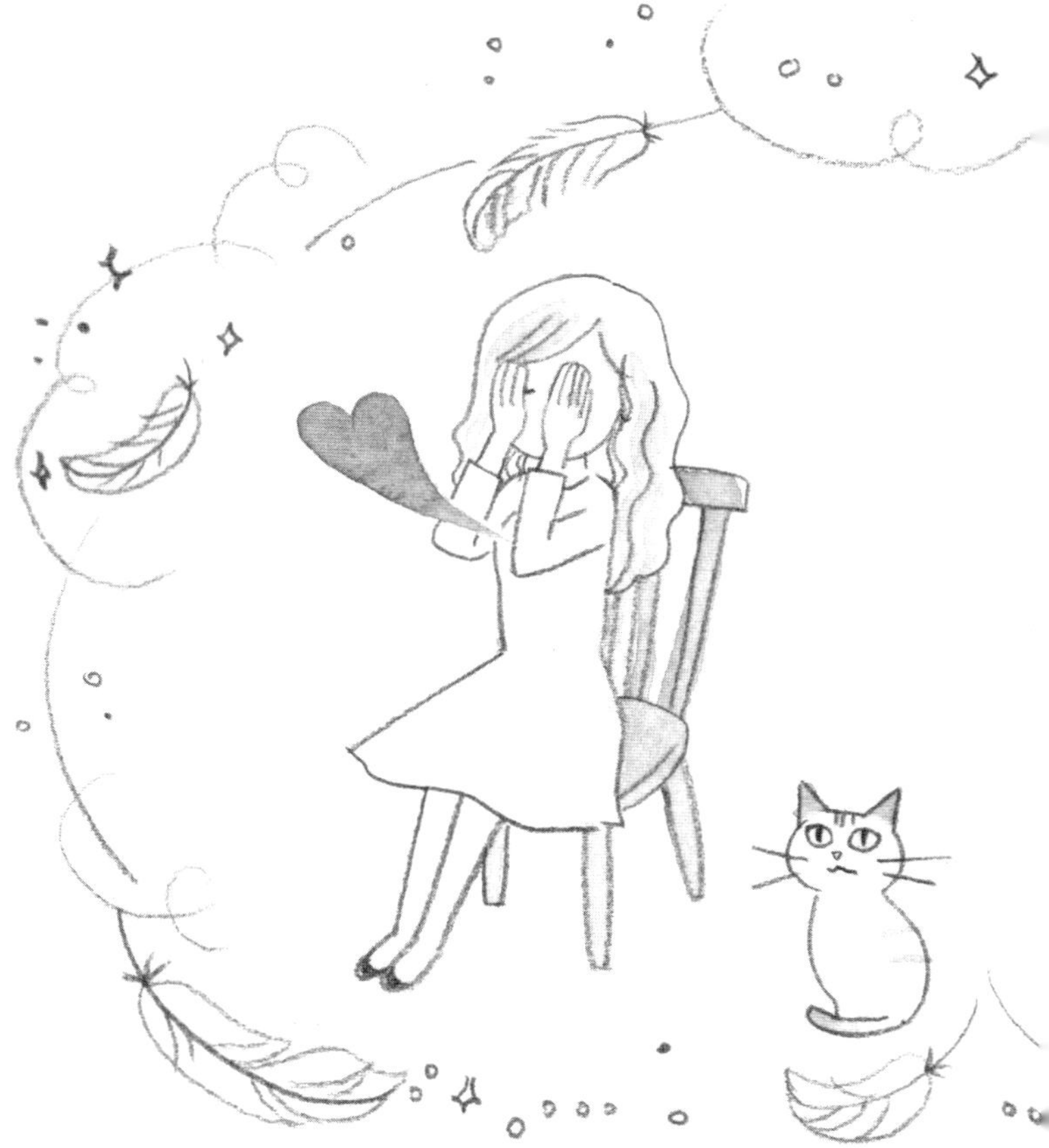

心が安らぐと思考も同時に安らぎます。
それまで絶え間なく行き来していた思考が
ゆったりとし始め、その結果、
瞑想状態に入っていけるのです。

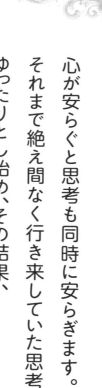

この本で紹介した12の瞑想は、
きっとあなたの人生を変えていくことでしょう。

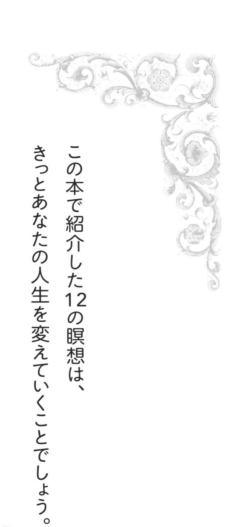

一方的な価値観で決めつけていた世界から
解放されることを味わってみましょう。

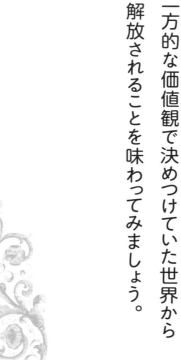

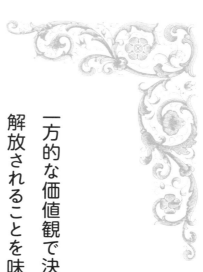

好評！大木ゆきのの本

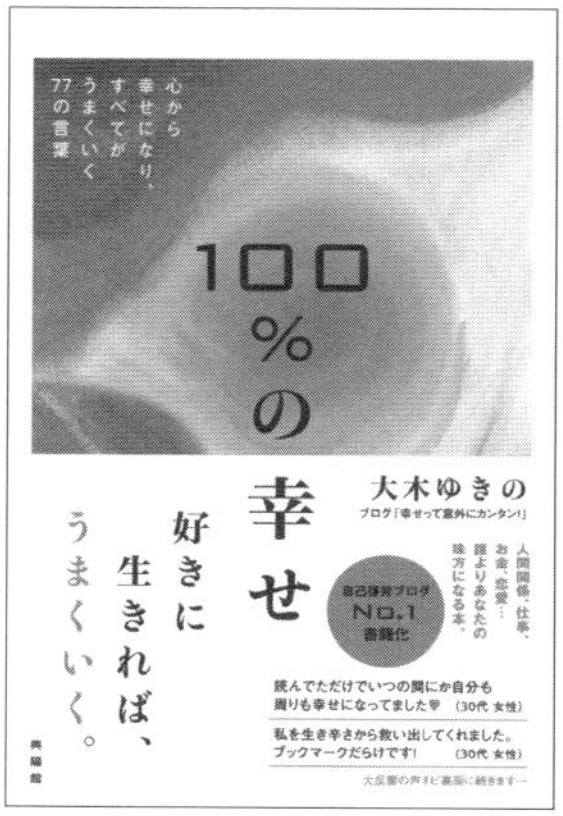

100%の幸せ

心から幸せになり、すべてがうまくいく77の言葉

大木ゆきの

「あなたはそもそも完全なんです。
その性格、その能力、その姿かたち、……それが美しいです。」

話題のスピリッチュアリスト、大木ゆきのさんが贈る、本当に幸せになるためのメッセージ集。言葉のひとつ、ひとつが誰よりもあなたの味方になってくれる100%「あなたを幸せにする」言葉集です。その生き辛さや、孤独、疎外感、不安や恐怖を心から解き放つ、心を軽くする本です。お守りのように、そっと読みかえしてみてください。

この本の中に「ありのままで完全であることを思い出す光が注入されたパワーアートが入っているので、お守り代わりに本を持ち歩いたり、パワーアートのページを切り離して手帳などに入れて持ち歩くこともできます。
「ただ情報を受取るだけの本から、波動を受取る媒体となる進化した本！

「この本は、理屈ではなく、言葉の持つエネルギーと本に込められた光によって、幸せの意識状態に導かれるように作られています。これまでの文字情報を理解するだけの本とは違い、波動を受取る媒体という、全く新しい本のカタチに挑戦した画期的な本です。ぜひ実際に手に取って、感じてみてください。そして自分に迷いが生じたときには、どうぞ抱きしめてみてください。それによって、「ああ、大丈夫なんだ。ちゃんと守られているし、すべてうまくいくんだ」という意識に戻りやすくなるはずです。」

●定価（本体1296円＋税）　●全書サイズ
ISBN978-4-87723-191-0 C0011

植西 聰
マーフィー本の決定版！

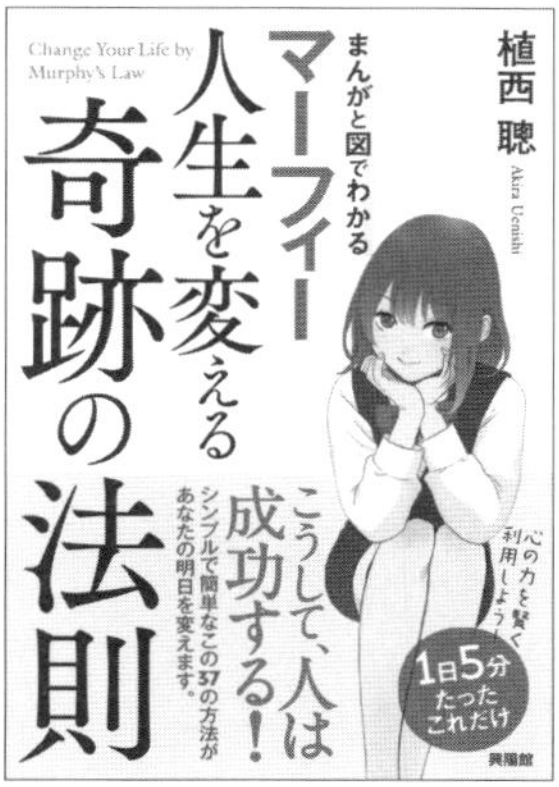

マーフィー人生を変える 奇跡の法則

植西 聰

最強成功法則、マーフィーの法則の
具体的な使い方がマンガ化+図解化!
1日5分たったこれだけ。
こうして、人は成功する!
シンプルで簡単なこの37の方法があなたの明日を変えます。
イラスト+図+書き込みページで、
より具体的な夢のかなえかたを伝えます。
世界で一番、わかりやすくて実践的なマーフィーの法則!

●定価（本体1111＋税） ●四六版並製
ISBN978-4-87723-186-6 C0030

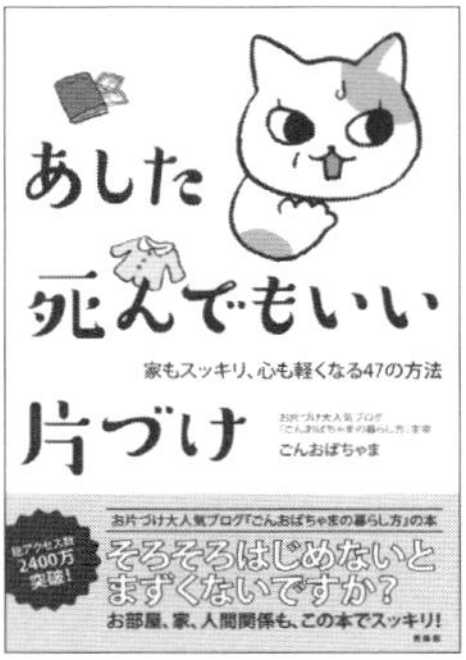

あした死んでもいい片づけ

家もスッキリ、心も軽くなる47の方法

ごんおばちゃま

お部屋、家、人間関係も、この本でスッキリ!
モノがなくても豊かに生きるため今日からやっておきたい47のこと

●定価(本体1200円+税)　ISBN978-4-87723-190-3 C0030

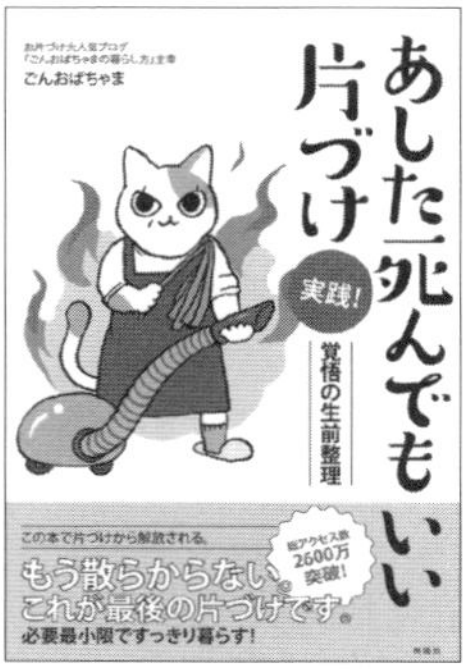

あした死んでも片づけ 実践! 覚悟の生前整理

ごんおばちゃま

モノをへらす具体的な方法が満載!
必要最小限ですっきり暮らす。今日からシンプルライフ

●定価(本体1200円+税)　ISBN978-4-87723-194-1 C0030

わずか数分で心が整う12の瞑想
あなたは心と頭、使いすぎていませんか?

2016年6月20日　初版一刷発行

著　者　阿部敏郎

発行者　笹田大治
発行所　株式会社興陽館
〒113-0024
東京都文京区西片1-17-8 KSビル
TEL:03-5840-7820
FAX:03-5840-7954
URL://www.koyokan.co.jp
振替:00100-2-82041

カバー・本文イラスト　いのうえむつみ
ブックデザイン　福田和雄(FUKUDA DESIGN)
校　正　新名哲明
編集人　本田道生

印　刷　KOYOKAN.INC.
DTP　有限会社ザイン
製　本　ナショナル製本協同組合

ISBN978-4-87723-204-7 C0095